btb

In diesen zehn packenden Erzählungen aus der Psychotherapie entschlüsselt der bedeutende amerikanische Psychotherapeut Irvin D. Yalom die Geheimnisse, Frustrationen, aber auch die Erhabenheit und den Humor, die nicht nur den Kern jeder therapeutischen Begegnung ausmachen, sondern auch des Lebens selbst. Am Ende einer langen außergewöhnlichen Karriere angekommen, nutzt er in dieser Sammlung von kurzen Geschichten seine gesammelte therapeutische Erfahrung, um sich mit den zwei größten Herausforderungen des Menschseins auseinanderzusetzen: Wie es gelingen kann, ein sinnvolles Leben zu führen. Und wie sich die Tatsache ertragen lässt, dass dieses Leben ganz unvermeidlich ein Ende finden wird.

IRVIN D. YALOM wurde 1931 als Sohn russischer Einwanderer in Washington, D.C. geboren. Er gilt als einer der einflussreichsten Psychoanalytiker in den USA und ist vielfach ausgezeichnet. Seine Fachbücher gelten als Klassiker. Seine Romane wurden international zu Bestsellern und zeigen, dass die Psychoanalyse Stoff für die schönsten und aufregendsten Geschichten bietet, wenn man sie nur zu erzählen weiß.

Irvin D. Yalom

Denn alles ist vergänglich

Geschichten aus der Psychotherapie

*Aus dem Amerikanischen
von Liselotte Prugger*

btb

Die amerikanische Originalausgabe erschien 2014 unter dem Titel »Creatures of a Day *And Other Tales of Psychotherapy*« bei Basic Books, New York.

Verse Emily Dickinsons »Because I could not stop for Death/He kindly stopped for me« auf Seite 119 sind in der Übersetzung von Paul Celan wiedergegeben, sie stammen aus den »Gesammelten Werken in Fünf Bänden«, Suhrkamp 1983.

Marc Aurels »Selbstbetrachtungen« gibt es in verschiedenen Ausgaben und Übersetzungen. Wir haben vorwiegend jene aus dem Insel Verlag von 2003 in der Übersetzung von Otto Kiefer zu Rate gezogen.

10. Auflage
Genehmigte Taschenbuchausgabe Oktober 2016,
btb Verlag in der Penguin Random House Verlagsgruppe GmbH,
Neumarkter Straße 28, D-81673 München
produktsicherheit@penguinrandomhouse.de

Umschlaggestaltung: semper smile, München
Umschlagdesign: © Marine Night, 1923, Leon Spilliaert / Private Collection / Photo © Christie's Images / Bridgeman Images
© VG Bild Kunst, Bonn
Druck: GGP Media GmbH, Pößneck
MK · Herstellung: sc
Printed in Germany
ISBN 978-3-442-71473-5

www.btb-verlag.de
www.facebook.com/penguinbuecher

Für Marilyn,
seit sechzig Jahren – und hoffentlich
noch lange – meine Gefährtin.

INHALT

Denn alles ist vergänglich. Alles dauert einen *Tag – die da rühmen und die da gerühmt werden. Bald wirst du alles vergessen haben, und bald werden auch dich alle vergessen haben. Bedenke, dass du bald niemand und nirgends sein wirst.*

Aus den »Selbstbetrachtungen« von Marc Aurel

1

HEILUNG AUF UMWEGEN

Dr. Yalom, ich hätte gern ein Konsultationsgespräch. Ich habe Ihren Roman Und Nietzsche weinte *gelesen und frage mich, ob Sie bereit wären, einen Schriftstellerkollegen mit Schreibblockade zu empfangen.*
Paul Andrews

Mit seiner E-Mail wollte Paul Andrews zweifellos mein Interesse wecken. Und das gelang ihm auch: einem Schriftstellerkollegen würde ich niemals die Tür weisen. Was Schreibblockaden angeht, so bin ich heilfroh, dass mich bislang noch keine davon heimgesucht hat, und sehr gerne wollte ich ihm dabei helfen, die seine in den Griff zu bekommen. Zehn Tage später kam Paul zu unserem vereinbarten Termin. Sein Aussehen erschreckte mich. Aus irgendeinem Grund hatte ich einen lebhaften, leidgeprüften Schriftsteller mittleren Alters erwartet, doch wer da in mein Sprechzimmer trat, war ein runzliger, alter Mann, der so vornübergebeugt ging, als wollte er meinen Fußboden genauer inspizieren. Wie er da zur Tür hereinkam und vorsichtig einen Fuß vor den anderen setzte, wunderte ich mich, wie er es überhaupt bis hier herauf zu meiner Praxis auf dem Russian Hill geschafft hatte. Ich konnte seine Gelenke förmlich knacken hören und nahm ihm sicherheitshalber seinen recht ramponierten Aktenkoffer ab, hielt ihn am Arm fest und führte ihn zu seinem Stuhl.

»Danke, danke, junger Mann, vielen Dank auch. Und wie alt sind Sie?«

»Achtzig Jahre«, gab ich zur Antwort.

»Ah, einmal noch achtzig sein!«

»Und Sie? Wie viele Jahre sind es bei Ihnen?«

»Vierundachtzig. Ja, ja, Sie haben richtig gehört: *vierundachtzig*. Jetzt sind Sie verblüfft, was? Die meisten Leute halten mich für Mitte dreißig.«

Ich sah ihn prüfend an, und einen Moment lang trafen sich unsere Blicke. Ich war angetan von dem Schalk in seinen Augen und dem leisen Lächeln, das um seine Lippen spielte. Während wir uns ein paar Augenblicke lang schweigend betrachteten, war es mir, als würden wir in der wohligen Wärme einer langjährigen Kameradschaft schwelgen, als wären wir gemeinsame Reisende auf einem Schiff, die in einer kalten Nebelnacht zufällig miteinander an Deck ins Gespräch gekommen waren und dabei festgestellt hatten, dass sie in derselben Gegend aufgewachsen waren. Wir waren einander sofort vertraut: Unsere Eltern hatten die Große Depression durchlitten, wir hatten die legendären Duelle zwischen DiMaggio und Ted Williams erlebt und konnten uns noch an die Zuteilungsmarken für Butter und Benzin erinnern, an den 8. Mai 1945, an die *Früchte des Zorns* von Steinbeck und an *Studs Lonigan* von James T. Farrell. Wir hatten das alles gemeinsam erlebt und fühlten uns einander verbunden. Nun war es Zeit, an die Arbeit zu gehen.

»Nun, Paul, ich darf Sie doch beim Vornamen nennen …«

Er nickte: »Natürlich.«

»Alles, was ich von Ihnen weiß, stammt aus Ihrer kurzen E-Mail. Sie schrieben, dass Sie ein Schriftstellerkollege sind, dass Sie meinen Nietzsche-Roman gelesen haben und unter einer Schreibblockade leiden.«

»Ja, und ich möchte nur eine einzige Konsultation. Das ist alles. Ich beziehe eine Rente und kann mir nicht mehr leisten.«

»Ich werde tun, was ich kann. Fangen wir am besten sofort an und versuchen wir, möglichst effizient zu sein. Sagen Sie mir bitte, was ich über die Blockade wissen muss.«

»Wenn Sie nichts dagegen haben, werde ich Ihnen ein bisschen aus meinem Leben erzählen.«

»Nur zu.«

»Dazu muss ich bis zu meiner Hochschulzeit zurückgehen. Ich habe in Princeton Philosophie studiert und meine Doktorarbeit über die Unvereinbarkeit von Nietzsches Idee des Determinismus einerseits und seinem Verfechten der Selbsttransformation andererseits geschrieben. Aber ich konnte die Arbeit nicht zu Ende führen. Ich wurde ständig von irgendetwas abgelenkt, von Nietzsches außergewöhnlichem Schriftverkehr zum Beispiel, ganz besonders aber von seinen Briefen an Freunde und Schriftstellerkollegen wie Strindberg. Allmählich verlor ich insgesamt das Interesse an seiner Philosophie und schätzte ihn eher als Künstler. Nietzsche war für mich der Dichter mit der kraftvollsten Stimme aller Zeiten, einer Stimme, so majestätisch, dass sie seine Gedanken in den Schatten stellte. Bald blieb mir nichts anderes übrig, als die Fachrichtung zu wechseln und meinen Doktor in Literatur statt in Philosophie zu machen. Die Jahre vergingen, meine Forschungen machten gute Fortschritte, aber ich konnte einfach nicht schreiben. Schließlich gelangte ich zu der Ansicht, dass ein Künstler nur durch die Kunst erleuchtet werden kann, ich gab also mein Dissertationsvorhaben ganz auf und beschloss stattdessen, einen Roman über Nietzsche zu schreiben. Aber die Schreibblockade ließ sich dadurch weder überlisten noch vertreiben. Sie blieb so mächtig und unverrückbar wie ein Granitblock. Es ging einfach nicht voran. Und so ist es bis heute geblieben.«

Ich war sprachlos. Paul war jetzt vierundachtzig. Er musste

seine Dissertation demnach mit Mitte zwanzig begonnen haben, *vor sechzig Jahren* also. Ich hatte von ewigen Studenten gehört, aber sechzig Jahre? Sechzig Jahre lang in der Warteschleife des Lebens? Nun, hoffentlich nicht. Das war doch wohl nicht möglich.

»Paul, erzählen Sie mir von Ihrem Leben nach Ihrer Studienzeit.«

»Da gibt es nicht viel zu erzählen. Natürlich kam die Universität irgendwann zu dem Schluss, dass ich das Zeitlimit überschritten hatte, zog die Reißleine und beendete meinen Status als Student. Aber Bücher lagen mir im Blut, und ich kam nie wirklich los von ihnen. Ich nahm eine Stelle als Bibliothekar in einer staatlichen Universität an, wo ich bis zu meiner Pensionierung blieb. Und all die Jahre versuchte ich erfolglos zu schreiben. Das ist alles. Das ist mein Leben. Punkt.«

»Erzählen Sie mir mehr. Ihre Familie? Die Menschen in Ihrem Leben?«

Paul wirkte ungeduldig und spuckte nur hastig heraus: »Keine Geschwister. Zweimal verheiratet. Zweimal geschieden. Erbärmlich kurze Ehen. Keine Kinder, Gott sei Dank.«

Das wird ja ziemlich seltsam, dachte ich. *Anfangs so umgänglich, scheint Paul nun fest entschlossen, mir so wenige Informationen wie möglich zu geben. Was ist hier los?*

Ich bohrte nach. »Sie hatten die Absicht, einen Roman über Nietzsche zu schreiben, und in Ihrer E-Mail erwähnten Sie, dass Sie meinen Roman *Und Nietzsche weinte* gelesen hätten. Können Sie mir mehr darüber sagen?«

»Ich verstehe Ihre Frage nicht.«

»Welche Gefühle hatten Sie, als Sie meinen Roman lasen?«

»Am Anfang war er ein bisschen schwerfällig, aber dann kam er in Fahrt. Trotz der gestelzten Sprache und den stilisierten, gekünstelten Dialogen las er sich alles in allem nicht schlecht.«

»Nein, nein, was ich meinte, war Ihre Reaktion auf diesen Roman in Anbetracht dessen, dass Sie ja selbst einen Roman über Nietzsche schreiben wollten. Da müssen doch irgendwelche Gefühle aufgekommen sein.«

Paul schüttelte den Kopf, als wünschte er, mit dieser Frage nicht belästigt zu werden. Etwas ratlos fuhr ich fort.

»Sagen Sie, wie sind Sie eigentlich auf mich gekommen? War mein Roman der Grund dafür, dass Sie ausgerechnet mich für eine Konsultation wollten?«

»Egal was der Grund war, jedenfalls sitzen wir jetzt hier.«

Das wird ja von Minute zu Minute merkwürdiger, dachte ich. Wenn ich ihm einen brauchbaren Rat geben wollte, musste ich unbedingt mehr über ihn erfahren. Also wandte ich mich wieder einmal meinem »verlässlichen Helfer« zu, einer Frage, die stets zu einer Fülle von Informationen führt. »Ich muss mehr über Sie erfahren, Paul. Ich glaube, es würde unsere heutige Arbeit erleichtern, wenn Sie mich so detailliert wie möglich durch einen typischen 24-Stunden-Tag Ihres Lebens führten. Suchen Sie sich einen beliebigen Tag Anfang dieser Woche aus und beginnen Sie mit dem Aufwachen am Morgen.« Diese Frage stelle ich fast immer, denn sie liefert unschätzbare Informationen über ziemlich viele Bereiche eines Patientenlebens – Schlaf, Träume, Essgewohnheiten und Arbeitsmuster –; aber vor allem erfahre ich viel darüber, welche Rolle andere Menschen im Leben eines Patienten spielen.

Aber Paul ließ sich auf mein Fragespiel in keinster Weise ein und schüttelte nur wegwerfend den Kopf. »Es gibt Wichtigeres zu besprechen. Über viele Jahre führte ich einen ausführlichen Briefwechsel mit meinem Doktorvater, Professor Claude Müller. Sie kennen sein Werk?«

»Nun, ich kenne seine Nietzsche-Biografie. Sie ist ganz ausgezeichnet.«

»Gut, sehr gut, ich freue mich außerordentlich, dass Sie so

denken«, sagte Paul, steckte eine Hand in den Aktenkoffer und förderte einen dicken Ringordner zutage. »Nun, ich habe diese Korrespondenz mitgebracht, und ich möchte, dass Sie sie lesen.«

»Wann? Sie meinen *jetzt*?«

»Ja, es gibt nichts Wichtigeres, womit wir uns in dieser Sitzung beschäftigen könnten.«

Ich sah auf die Uhr. »Aber wir haben nur diese eine Sitzung, und das zu lesen, nimmt bestimmt eine oder zwei Stunden in Anspruch, dabei gibt es so viel Wichtigeres, was wir …«

»Dr. Yalom, vertrauen Sie mir, ich weiß, worum ich Sie bitte. Fangen Sie an. Bitte.«

Ich war perplex. *Was tun? Er scheint fest entschlossen. Ich habe ihn auf unsere begrenzte Zeit hingewiesen, und ihm ist vollkommen bewusst, dass er nur diese eine Sitzung hat. Andererseits weiß Paul vielleicht genau, was er tut. Vielleicht meint er, dass diese Korrespondenz alle Informationen enthält, die ich brauche. Nun ja, je länger ich darüber nachdenke, desto sicherer bin ich: So muss es sein.*

»Paul, ich vermute, Sie wollen damit sagen, dass diese Korrespondenz alle notwendigen Informationen über Sie enthält?«

»Wenn Ihnen eine Bestätigung Ihrer Vermutung wichtig ist, damit Sie es lesen, dann ist die Antwort Ja.«

Höchst ungewöhnlich. Ein vertraulicher Dialog ist Teil meines Berufes, auf diesem Terrain bin ich zu Hause. Da fühle ich mich aufgehoben. Aber in diesem Dialog scheint alles schief und krumm und aus den Fugen geraten zu sein. Vielleicht sollte ich mich nicht so sehr dagegenstemmen und einfach mit dem Strom schwimmen. Schließlich ist es seine Stunde. Er bezahlt mich für die Zeit.

Ich war ein bisschen verwirrt, gab mich aber geschlagen und streckte die Hand nach dem Manuskript aus.

Als Paul mir den dicken Ringordner überreichte, bemerkte er dazu, dass der Briefwechsel sich über fünfundvierzig Jahre erstrecke und 2002 mit dem Tod von Professor Müller geendet habe. Ich begann, den Ordner durchzublättern, um mich mit dem Thema vertraut zu machen. Viel Sorgfalt war in diese Sammlung geflossen. Anscheinend hatte Paul alles, was zwischen den beiden hin- und hergegangen war, aufgehoben, katalogisiert und datiert, sowohl formlose Mitteilungen wie auch lange, weitschweifige Briefe. Professor Müllers Briefe waren sauber getippt und mit seiner kleinen, gestochenen Unterschrift versehen, während Pauls Briefe – sowohl die frühen Durchschläge wie auch die späteren Fotokopien – einfach mit dem Buchstaben »P« endeten.

Paul nickte mir zu. »Fangen Sie bitte an.«

Ich las die ersten paar Briefe und stellte fest, dass es sich um einen außerordentlich kultivierten und fesselnden Briefwechsel handelte. Obwohl Professor Müller Paul offensichtlich großen Respekt zollte, schalt er ihn doch für sein ausgesprochenes Faible für Wortspiele. Im allerersten Brief schrieb er: »Ich stelle fest, dass Sie Worte lieben, Mr. Andrews. Es macht Ihnen Spaß, mit ihnen zu spielen. Aber Worte sind nur die Noten. Die Gedanken sind es, welche die Melodie formen. Es sind die *Gedanken,* die unserem Leben Struktur verleihen.«

»Ich bekenne mich schuldig«, gab Paul im folgenden Brief zur Antwort. »Ich nehme Worte nicht nur auf und verdaue sie, ich will mit ihnen tanzen. Ich hoffe sehr, dass ich mich dieses Vergehens immer schuldig machen werde.« Einige Briefe später hatten sie trotz ihrer unterschiedlichen gesellschaftlichen Stellung und dem halben Jahrhundert, das sie voneinander trennte, die formellen Anreden Mister und Professor fallen lassen und sprachen sich mit ihren Vornamen Paul und Claude an.

Mein Blick fiel auf eine Aussage, die Paul in einem anderen Brief getroffen hatte: »Es gelingt mir immer, meine Weggefährten zu verblüffen.« Ich hatte also Gesellschaft. Paul fuhr fort: »Daher wird die Einsamkeit mein ständiger Begleiter sein.

Ich weiß, dass ich den Fehler begehe, zu glauben, dass andere meine Leidenschaft für große Worte teilen. Ich weiß, dass ich ihnen meine Leidenschaften aufdränge. Sie können sich nicht vorstellen, Claude, wie schnell alle Lebewesen die Flucht ergreifen und auseinanderstieben, wenn ich nur in ihre Nähe komme.«

Das klingt wichtig, dachte ich. *Die Aussage »Die Einsamkeit wird mein ständiger Begleiter sein« ist eine nette, kosmetische Umschreibung und verleiht ihr einen poetischen Drall, aber ich kann mir vorstellen, dass er ein sehr einsamer alter Mann ist.*

Und dann, ein paar Briefe weiter, hatte ich ein Aha-Erlebnis, als ich über einen Abschnitt stolperte, der möglicherweise den Schlüssel zum Verständnis dieser ganzen surrealen Konsultation lieferte. Paul schrieb: »Sie sehen selbst, Claude: Was bleibt mir anderes übrig, als mich nach dem wachsten und vornehmsten Geist umzusehen, den ich nur finden kann? Ich brauche einen Geist, der meine Sensibilitäten, meine Liebe zur Poesie mit größter Wahrscheinlichkeit zu schätzen weiß, einen Geist, so pointiert und kühn, dass er mit mir in Dialog treten kann. Schlägt Ihr Puls bei einem dieser Worte schneller, Claude? Ich brauche einen leichtfüßigen Partner für diesen Tanz. Würden Sie mir die Ehre erweisen?«

Mir fiel es wie Schuppen von den Augen: Nun wusste ich, weshalb Paul darauf bestand, dass ich diese Korrespondenz las. Es war so offensichtlich. Wie konnte ich das übersehen haben? Professor Müller war vor zwölf Jahren gestorben, und nun warf Paul die Angel nach einem neuen Tanzpartner aus! Und genau hier kam mein Roman über Nietzsche ins Spiel! Kein Wunder, dass ich so verwirrt war. Ich glaubte ihn zu interviewen, während er in Wirklichkeit mich interviewte. *Das ist es, was hier abgeht, zweifellos.*

Ich schaute kurz zur Zimmerdecke und überlegte, wie ich diese aufschlussreiche Erkenntnis in Worte fassen sollte, als

Paul mich aus meinen Tagträumen riss, auf seine Armbanduhr deutete und anmerkte: »Bitte, Dr. Yalom, die Zeit läuft uns davon. Bitte lesen Sie weiter.« Ich befolgte seinen Wunsch. Die Briefe fesselten mich, und mit Vergnügen tauchte ich wieder in deren Lektüre ein.

In den ersten Dutzend Briefen gab es anscheinend eine klar definierte Schüler-Lehrer-Beziehung. Claude stellte Paul oft Aufgaben, wie etwa: »Ich möchte, dass Sie eine Abhandlung schreiben, in der Sie die Misogynie bei Nietzsche mit der Misogynie bei Strindberg vergleichen.« Ich ging davon aus, dass Paul derlei Aufgaben erledigte, auch wenn ich keine weitere Erwähnung darüber im Briefwechsel fand. Offenbar hatten sie seine Aufgaben persönlich besprochen. Doch ungefähr nach einem halben Jahr löste sich die Schüler-Lehrer-Beziehung allmählich auf. Von Aufgaben wurde nur noch selten gesprochen, und manchmal war es schwierig auseinanderzuhalten, wer der Lehrer war und wer der Schüler. Claude schickte einige seiner selbst verfassten Gedichte an Paul und bat ihn um kritische Stellungnahme. Pauls Antworten waren durchaus direkt, etwa wenn er Claude mahnte, er solle seinen Intellekt ausschalten und lieber auf seine Gefühle hören. Claude andererseits kritisierte an Pauls Gedichten, dass sie zwar Leidenschaft besäßen, aber keinen allgemein verständlichen Inhalt.

Mit jedem weiteren Brief wurde ihre Beziehung vertrauter und intensiver. Ich fragte mich, ob ich vielleicht die Überreste einer großen Liebe, vielleicht Pauls einziger Liebe im Leben, in Händen hielt. *Vielleicht leidet Paul an chronischer, unbewältigter Trauer. Ja, ja – das ist es bestimmt. Das versucht er mir zu sagen, wenn er mich auffordert, diese Briefe an den Toten zu lesen.*

Nach und nach zog ich eine Hypothese nach der anderen in Betracht, doch schlussendlich lieferte mir keine davon die lückenlose Erklärung, nach der ich suchte. Je mehr ich las, desto mehr Fragen taten sich auf. Weshalb hatte Paul mich aufgesucht? Als sein Hauptproblem nannte er eine Schreibblockade, doch weshalb zeigte er kein wie auch immer geartetes Interesse daran, seine Schreibblockade zu erforschen? Weshalb weigerte er sich, mir Details aus seinem Leben zu nennen? Und weshalb bestand er so darauf, dass ich unsere ganze gemeinsame Zeit damit verbrachte, diese Briefe aus längst vergangenen Tagen zu lesen? Dem mussten wir nachgehen. Ich beschloss, alle diese Fragen anzusprechen, bevor wir uns voneinander verabschiedeten.

Dann entdeckte ich einige Briefe, die mich stutzig machten. »Paul, Ihre exzessive Glorifizierung reiner Erfahrung driftet in eine gefährliche Richtung. Ich muss Sie noch einmal an Sokrates' Mahnung erinnern, dass ein ungeprüftes Leben nicht lebenswert ist.«

Gut gemacht, Claude, lobte ich ihn insgeheim. *Genau mein Standpunkt. Ich identifiziere mich vollkommen mit Ihnen, wenn Sie Paul drängen, sein Leben zu überprüfen.*

Aber Paul reagierte in seinem nächsten Brief scharf. »Wenn ich die Wahl zwischen Leben und Überprüfen habe, werde ich jederzeit das Leben vorziehen. Ich scheue das Übel der Erklärung und bitte Sie inständig, dasselbe zu tun. Der Drang, alles erklären zu wollen, ist eine Epidemie im modernen Denken und wird überwiegend von den heutigen Therapeuten übertragen: Jeder Seelenklempner, der mir bis dato untergekommen ist, leidet an diesem Übel, das süchtig macht und ansteckend ist. Erklärung ist eine Illusion, eine Fata Morgana, ein Konstrukt, ein einlullendes Wiegenlied. Erklärung hat keine Existenz. Nennen wir sie bei ihrem richtigen Namen: Sie ist der Schutzmechanismus eines Feiglings gegen den alles verkrampfenden, hasenfüßigen Schrecken der Unsicherheit, Gleichgültigkeit und Willkürlichkeit der schieren Existenz.« Ich las diesen Abschnitt ein zweites und ein drittes Mal und schwankte.

Mein Entschluss wankte, auch nur einen der Gedanken zu postulieren, die in meinem Kopf arbeiteten. Ich wusste, es bestand nicht die geringste Chance, dass Paul *meiner* Einladung zum Tanz folgen würde.

Ab und zu hob ich den Kopf und sah Pauls Blick auf mich gerichtet, der jede meiner Reaktionen registrierte, und mir bedeutete, weiterzulesen. Aber schließlich, als ich sah, dass uns nur noch zehn Minuten blieben, klappte ich den Ordner zu und übernahm fest entschlossen wieder das Ruder.

»Paul, wir haben nur noch wenig Zeit, und es gibt noch einige Dinge, die ich mit Ihnen besprechen möchte. Es behagt mir nicht, dass wir uns dem Ende unserer Sitzung nähern und ich das eigentliche Problem, weswegen Sie mich kontaktiert haben, überhaupt noch nicht angesprochen habe – Ihr Hauptproblem, Ihre Schreibblockade.«

»Das habe ich nie gesagt.«

»Aber in Ihrer E-Mail an mich schrieben Sie ... hier, ich habe sie ausgedruckt ...« Ich schlug meine Mappe auf, doch noch bevor ich die Kopie finden konnte, antwortete Paul:

»Ich weiß, was ich geschrieben habe. *Ich hätte gern ein Konsultationsgespräch. Ich habe Ihren Roman* Und Nietzsche weinte *gelesen und frage mich, ob Sie bereit wären, einen Schriftstellerkollegen mit Schreibblockade zu empfangen.*«

Ich sah ihn an, erwartete ein Grinsen, doch es war ihm vollkommen ernst. Er hatte *tatsächlich* gesagt, er habe eine Schreibblockade, hatte sie aber nicht ausdrücklich als das Problem bezeichnet, weswegen er Hilfe suchte. Es war ein verbaler Hinterhalt, und ich versuchte, meinen Ärger hinunterzuschlucken, dass ich mich so aufs Glatteis hatte führen lassen.

»Ich bin es gewohnt, Menschen mit Problemen zu helfen. Damit beschäftigt sich ein Therapeut. Deshalb ist es nur natürlich, dass ich davon ausgegangen bin.«

»Das verstehe ich vollkommen.«

»Also gut, fangen wir von vorn an. Sagen Sie mir, wie ich Ihnen helfen kann.«

»Ihre Gedanken zu diesem Briefwechsel?«

»Können Sie das bitte präzisieren? Es würde mir helfen, meine Bemerkungen zu strukturieren.«

»Jede einzelne Beobachtung wäre außerordentlich hilfreich für mich.«

»Also gut.« Ich schlug mein Notizheft auf und blätterte es durch. »Wie Sie wissen, konnte ich in der kurzen Zeit nur einen Bruchteil lesen, aber insgesamt war ich fasziniert davon. Die Briefe sprühen vor Intelligenz und Gelehrsamkeit auf höchstem Niveau. Der Wechsel der Rollen hat mich beeindruckt. Anfangs waren Sie der Schüler, und er war der Lehrer. Aber offensichtlich waren Sie ein ganz besonderer Schüler: Innerhalb von wenigen Monaten korrespondierten dieser junge Student und dieser renommierte Professor auf Augenhöhe. Zweifellos hatte er größten Respekt vor Ihren Anmerkungen und Beurteilungen. Er bewunderte Ihre Prosa, schätzte Ihre Kritik an seiner Arbeit, und ich kann nur vermuten, dass die Zeit und die Energie, die er Ihnen widmete, bei Weitem das überstiegen haben müssen, was er einem normalen Studenten auch nur im Entferntesten zugestanden hätte. Und in Anbetracht dessen, dass der Briefwechsel noch lange über Ihre Studienzeit hinaus fortdauerte, gibt es natürlich keinen Zweifel, dass Sie und er einander ungeheuer wichtig waren.«

Ich sah Paul an. Er saß still vor mir, mit Tränen in den Augen, und saugte gierig alles in sich auf, was ich sagte; ganz offensichtlich lechzte er nach mehr. Endlich, endlich war ein Kontakt zwischen uns hergestellt. Endlich hatte ich ihm etwas gegeben. Ich konnte von einem Vorgang Zeugnis ablegen, der Paul außerordentlich wichtig war. Ich, und nur ich, konnte bezeugen, dass ein bedeutender Mann Paul Andrews für bedeutend gehalten hatte. Aber der bedeutende Mann war vor Jahren gestorben, und Paul war nun zu schwach, um diese Tatsache allein zu tragen. Er brauchte einen Zeugen, eine angesehene Persönlichkeit, und er hatte mich ausgewählt, diesen Part zu übernehmen. Ja, daran hegte ich keinen Zweifel. Diese Erklärung barg den Duft der Wahrheit.

Nun galt es, einige der Gedanken zu übermitteln, die für Paul von Wert waren. Als ich auf meine vielen Erkenntnisse und die wenigen verbleibenden Minuten zurückblickte, wusste ich nicht so recht, wo ich anfangen sollte, und beschloss schließlich, mit dem Offensichtlichsten zu beginnen: »Paul, was mich an Ihrem Briefwechsel am meisten beeindruckt hat, waren die Intensität und Zartheit der Bindung zwischen Ihnen und Professor Müller. Für mich war das eine tiefe Liebe. Sein Tod muss schrecklich für Sie gewesen sein. Ich frage mich, ob dieser Verlust noch immer schmerzt und ob *das* der Grund dafür ist, dass Sie eine Konsultation wollten. Was meinen Sie?«

Paul gab keine Antwort. Er streckte nur die Hand nach dem Manuskript aus. Ich gab es ihm. Er klappte seinen Aktenkoffer auf, packte den Ordner mit der Korrespondenz weg und zog den Reißverschluss zu.

»Habe ich Recht, Paul?«

»Ich habe eine Konsultation bei Ihnen gewünscht, weil ich sie gewünscht habe. Und jetzt hat die Konsultation stattgefunden, und ich habe genau das bekommen, was ich mir gewünscht hatte. Sie haben mir geholfen, außerordentlich gut geholfen. Nichts Geringeres hatte ich erwartet. Vielen Dank.«

»Einen Moment bitte noch, bevor Sie gehen, Paul. Mir ist es immer wichtig, dass ich verstehe, was hilft. Könnten Sie mir kurz sagen, was genau Sie von mir bekommen haben? Wenn dies klarer hervortritt, wird Ihnen das, wie ich glaube, in Zukunft gute Dienste leisten und mir und meinen zukünftigen Patienten vielleicht nützlich sein.«

»Irv, es tut mir leid, Sie mit so vielen ungelösten Rätseln zurückzulassen, aber unsere Zeit ist leider um.« Er schwankte, als er aufzustehen versuchte. Ich streckte den Arm aus und fasste ihn am Ellbogen, um ihn zu stützen. Dann streckte er sich, schüttelte mir die Hand und schritt frisch gestärkt aus meiner Praxis.

2

WAS IST REAL?

Charles, ein sympathischer Geschäftsmann in leitender Position, hatte den entsprechenden Hintergrund: eine gediegene Ausbildung in Andover/Harvard und an der Harvard Business School, einen Großvater und Vater, die beide erfolgreiche Banker waren, und eine Mutter als Kuratoriumsvorsitzende eines hervorragenden Frauencolleges. Und er hatte das entsprechende Umfeld: eine Wohnung in San Francisco mit Panoramablick von der Golden Gate zur Bay Bridge, eine bezaubernde, gesellschaftlich aktive Ehefrau, ein Gehalt im mittleren sechsstelligen Bereich und ein Jaguar XKE Cabrio. Und das alles im fortgeschrittenen Alter von siebenunddreißig Jahren.

Nur sein *Inneres* war nicht entsprechend: von Selbstzweifeln, Selbstanklagen und Schuldgefühlen geplagt, litt Charles jedes Mal unter Schweißausbrüchen, wenn er nur ein Polizeiauto auf der Autobahn sah. »Frei flottierende Schuldgefühle, die nach einem Vergehen forschen, das bin ich«, scherzte er. Darüber hinaus erniedrigte er sich in seinen Träumen gnadenlos: Er sah sich mit großen, nässenden Wunden zusammengekauert in einem Keller oder einer Höhle liegen; er war Abschaum, ein Tölpel, ein Krimineller, ein Hochstapler. Aber auch wenn er sich in seinen Träumen noch so sehr abwertete: Sein skurriler Sinn für Humor schien immer durch.

»Ich wartete in einer Gruppe von Leuten, die für eine Filmrolle vorsprachen«, erzählte er, als er mir in einer unserer ersten

Sitzungen einen Traum schilderte. »Ich wartete, bis ich an der Reihe war, und spielte meine Rolle ziemlich gut. Und tatsächlich rief mich der Regisseur später wieder herein und gratulierte mir. Er erkundigte sich nach meinen früheren Filmrollen, und ich sagte ihm, dass ich noch nie in einem Film mitgespielt hätte. Er schlug die Hände auf den Tisch, stand abrupt auf und brüllte, während er hinausging: ›Sie sind kein Schauspieler, Sie spielen einen Schauspieler!‹ Ich rannte ihm hinterher und brüllte: ›Wenn man einen Schauspieler spielt, IST man ein Schauspieler!‹ Aber er ging einfach ungerührt weiter. Ich brüllte, so laut ich konnte: ›Schauspieler spielen andere Leute. Das ist es, was Schauspieler machen!‹ Aber es war zwecklos. Er war weg, und ich blieb allein zurück.«

Charles' Unsicherheit schien fest in ihm verankert zu sein und immun gegen jedwede Art von Wertschätzung. Alles Positive – die eigene Leistung, sein beruflicher Aufstieg, Liebesbezeugungen von Frau, Kindern und Freunden, begeisterte Reaktionen von Kunden oder Arbeitgebern – floss so schnell durch ihn hindurch wie Wasser durch ein Sieb. Obwohl wir, wie ich fand, eine gute Arbeitsbeziehung hatten, ließ er es sich nicht ausreden, dass er mir auf die Nerven ging oder mich langweilte. Einmal erwähnte ich Löcher in seinen Taschen, und diese Bemerkung wirkte so sehr bei ihm nach, dass er während unserer Arbeit oft darauf zu sprechen kam. Nachdem wir stundenlang die Quellen seiner Selbstverachtung hinterfragt und alle üblichen Verdächtigen unter die Lupe genommen hatten – schlechtes Abschneiden bei IQ- und SAT-Tests, die Unfähigkeit, sich gegen den Klassenrowdy in der Grundschule zu wehren, Akne in der Pubertät, zwei linke Füße auf dem Tanzparkett, gelegentliche vorzeitige Samenergüsse, Sorgen wegen seiner geringen Penislänge –, stießen wir irgendwann auf die primäre Quelle seines düsteren Seelenzustands.

»Alles fing an einem Morgen an, als ich acht Jahre alt war«, erzählte mir Charles. »Mein Vater – ein Olympiasegler – fuhr an einem grauen, windigen Tag wie jeden Morgen mit seinem kleinen Boot von Bar Harbor, Maine, hinaus und kam nie mehr zurück. Dieser Tag hat sich in meinem Kopf eingegraben: diese schreckliche Nacht, in der die Familie kein Auge zugetan hat, der ständig zunehmende, brüllende Sturm, Mutter, die ständig hin und her lief, unsere Anrufe bei Freunden und bei der Küstenwache, unser gebanntes Starren auf das Telefon, das auf dem Küchentisch mit einem rotweißen Tischtuch stand, und unsere wachsende Angst vor dem heulenden Wind, als die Nacht hereinbrach. Und am schlimmsten von allem war das Wehklagen meiner Mutter früh am nächsten Morgen, nachdem die Küstenwache angerufen und berichtet hatte, dass sie sein leeres Boot kieloben im Wasser treibend entdeckt hatten. Die Leiche meines Vaters wurde nie gefunden.«

Tränen strömten über Charles' Wangen, und Emotionen erstickten seine Stimme, als hätte sich der Vorfall erst gestern ereignet und nicht vor achtundzwanzig Jahren. »Damit war Schluss mit den guten Tagen, Schluss mit den stürmischen Umarmungen meines Vaters, mit Hufeisenwerfen, Halma und Monopoly. Ich glaube, damals wurde mir bewusst, dass nichts mehr so sein wird, wie es einmal war.«

Charles' Mutter trauerte ihr restliches Leben lang, und nie wieder kam jemand ins Haus, der ihm den Vater ersetzt hätte. So, wie er es sah, wurde er zu seinem eigenen Vater. Auf sich allein gestellt zu sein, hatte auch sein Gutes: sich selbst zu erfinden kann das Selbstwertgefühl enorm stärken. Aber es ist ein einsames Geschäft, und mitten in der Nacht sehnte Charles sich oft nach dem warmen heimischen Herd, der vor so langer Zeit erkaltet war.

Ein Jahr zuvor hatte Charles dann auf einer Wohltätigkeitsveranstaltung James Perry kennen gelernt, einen Hightech-Unternehmer. Die beiden wurden Freunde, und nach mehreren Treffen bot James ihm eine attraktive Führungsposition in seinem neu gegründeten Unternehmen an. James, zwanzig Jahre älter als Charles, hatte das, was man den Golden Touch des Silicon Valley nennt, und obwohl er ein riesiges Vermögen angehäuft hatte, schaffte er es nicht, »aus dem Spiel auszusteigen«, wie er es ausdrückte. Und so gründete er weiterhin eine Firma nach der anderen. Obwohl ihre Beziehung komplex war – sie waren zugleich Freunde, Arbeitgeber und Arbeitnehmer, Mentor und Protegé –, bewältigten Charles und James diese Herausforderung mit Bravour. Ihre Tätigkeit war mit häufigen Reisen verbunden, aber immer wenn beide in der Stadt waren, ließen sie es sich nicht nehmen, sich nach Feierabend auf einen Drink zu treffen und zu plaudern. Sie sprachen über alles: die Firma, den Wettbewerb, neue Produkte, Personalprobleme, ihre Familien, Investitionen, aktuelle Filme, Urlaubspläne, was immer ihnen in den Sinn kam. Charles schätzte diese persönlichen Treffen sehr. Kurz nachdem sich die beiden kennen gelernt hatten, war es dann, dass Charles zum ersten Mal mit mir in Kontakt trat. So paradox es erscheinen mag, eine Therapie ausgerechnet in einer so glücklichen Zeit der Zuwendung und der Förderung anzustreben, gab es dafür doch eine einfache Erklärung: die Fürsorge und väterliche Zuwendung, die ihm James gab, fachte Charles' Erinnerung an den Tod seines Vaters neu an und machte ihn bewusster für das, was ihm gefehlt hatte.

In unserem vierten Therapie-Monat bat Charles mich telefonisch um einen außerplanmäßigen Termin. Mit aschfahlem Gesicht kam er in mein Sprechzimmer. Langsam ging er zu seinem Stuhl, nahm umständlich Platz und brachte drei Worte heraus: »Er ist tot.«

»Charles, was ist passiert?«

»James ist tot. Schwerer Herzinfarkt. War sofort tot. Seine Witwe erzählte mir, dass sie mit ihren Kuratoriumskollegen beim Abendessen war und ihn beim Nachhausekommen zusammengesunken in einem Sessel im Wohnzimmer vorfand. Mein Gott, er war nicht einmal krank! Das war gänzlich, gänzlich unerwartet.«

»Wie schrecklich. Was für ein Schock muss das für Sie sein.«

»Wie soll ich es beschreiben? Mir fehlen die Worte. Er war ein so guter Mann, so freundlich zu mir. Ich war so privilegiert, ihn zu kennen. Ich wusste es! Die ganze Zeit wusste ich, dass das alles zu schön war, um von Dauer zu sein! Du meine Güte, ich fühle wirklich mit seiner Frau und seinen Kindern.«

»Und ich fühle mit Ihnen.«

In den folgenden zwei Wochen trafen Charles und ich uns zwei- bis dreimal die Woche. Er war unfähig zu arbeiten, schlief schlecht und weinte oft während unserer Sitzungen. Immer wieder drückte er seine Hochachtung für Perry aus und seine tiefe Dankbarkeit für die gemeinsam verbrachte Zeit. Der Schmerz vergangener Verluste kam wieder hoch, es ging dabei nicht nur um seinen Vater, sondern auch um seine Mutter, die nun seit drei Jahren und einem Monat tot war. Und um Michael, einen Freund aus Kindertagen, der in der siebten Klasse gestorben war, und um Cliff, den Betreuer eines Jugendcamps, der an einem geplatzten Aneurysma gestorben war. Immer wieder sprach Charles von Schock.

»Dann wollen wir Ihren Schock untersuchen«, schlug ich vor. »Was sind seine Zutaten?«

»Der Tod ist immer ein Schock.«

»Weiter. Erzählen Sie mir darüber.«

»Das ist doch naheliegend.«

»Fassen Sie es in Worte.«

»Zack. Das Leben ist vorbei. Einfach so. Man kann sich nirgends verstecken. So etwas wie Sicherheit gibt es nicht. Vergänglichkeit ... das Leben ist vergänglich ... das wusste ich ... wer weiß das nicht? Aber ich habe nie viel darüber nachgedacht. Wollte nie darüber nachdenken. Aber James' Tod bringt mich zum Nachdenken. Zwingt mich dazu. Die ganze Zeit. Er war älter, und ich wusste, dass er vor mir sterben wird. Das hat mich einfach dazu gebracht, mich mit gewissen Dingen auseinanderzusetzen.«

»Erzählen Sie weiter. Mit welchen Dingen?«

»Mit meinem eigenen Leben. Mit meinem Tod, der vor mir liegt. Mit der Endgültigkeit des Todes. Damit, für immer tot zu sein. Der Gedanke, *für immer tot zu sein,* hat sich irgendwie in meinem Kopf festgesetzt. Sie wissen gar nicht, wie ich meine katholischen Freunde um diese Geschichte mit dem Leben nach dem Tod beneide. Ich wünschte, ich könnte auch an so was glauben.« Er holte tief Luft und sah mich an. »Genau, *darüber* denke ich nach. Und ich stelle mir einen Haufen Fragen darüber, was wirklich wichtig ist.«

»Erzählen Sie mir davon.«

»Ich denke darüber nach, wie witzlos es ist, mein ganzes Leben in der Firma zuzubringen und mehr Geld zu verdienen, als ich brauche. Ich habe inzwischen genügend Geld, und trotzdem ackere ich weiter. Genau wie James. Mein bis jetzt gelebtes Leben macht mich traurig. Ich hätte ein besserer Ehemann, ein besserer Vater sein können – Gott sei Dank ist es dazu noch nicht zu spät.«

Gott sei Dank ist es dazu noch nicht zu spät. Mir gefiel dieser Gedanke. Ich kenne viele Leute, denen es gelungen ist, ihre Trauer positiv zu nutzen. Die Konfrontation mit den brutalen Fakten des Lebens öffnete ihnen die Augen und brachte sie dazu, wichtige Veränderungen in ihrem Leben vorzunehmen. Mir schien, als ob das auch für Charles gelten könnte, und hoffte ihm dabei zu helfen, diesen Weg einzuschlagen.

Aber ungefähr drei Wochen nach James Perrys Tod kam Charles vollkommen aufgewühlt in mein Sprechzimmer. Er atmete schnell, legte eine Hand auf die Brust, um sich zu beruhigen, und als er sich langsam auf seinem Stuhl niederließ, stieß er geräuschvoll die Luft aus.

»Was bin ich froh, dass wir uns heute treffen. Hätten wir diesen Termin nicht schon vereinbart gehabt, hätte ich Sie wahrscheinlich gestern Abend noch angerufen. Ich habe gerade einen der Megaschocks meines Lebens erlebt.«

»Was ist passiert?«

»Margot Perry, die Witwe von James, hat mich gestern angerufen und mich gebeten, zu ihr zu kommen, weil sie etwas mit mir besprechen wollte. Gestern Abend habe ich sie dann besucht ... also, ich komme direkt zum Punkt: Sie sagte Folgendes zu mir: ›Ich wollte es dir nicht erzählen, Charles, aber zu viele Leute wissen es inzwischen, und mir ist es lieber, wenn du es von mir erfährst als von jemand anderem. James ist nicht an einem Herzinfarkt gestorben. Er hat Selbstmord begangen.‹ Und seitdem kann ich nicht mehr klar denken. Die ganze Welt ist auf den Kopf gestellt.«

»Wie schrecklich für Sie! Was geht jetzt in Ihnen vor?«

»Unglaublich viel. Ich befinde mich in einem totalen Gefühlschaos. Es ist schwierig, etwas Einzelnes herauszupicken.«

»Fangen Sie einfach irgendwo an.«

»Nun, einer der ersten Gedanken, der mir durch den Kopf schoss, war: *Wenn er sich umbringen kann, dann kann ich das auch*. Ich kann es nicht näher erklären, außer so, dass ich ihn so gut kannte und wir so vertraut miteinander waren, dass er wie ich war und ich wie er, und wenn er das tun konnte, wenn er sich umbringen konnte, *dann kann ich das auch*. Diese Vorstellung hat mich in Angst und Schrecken versetzt. Keine Bange – ich bin nicht selbstmordgefährdet, aber der Gedanke sitzt tief. *Wenn er es konnte, kann ich das auch*. Tod, Selbstmord: das sind keine abstrakten Gedanken. Jetzt nicht mehr. Sie sind real. Und warum? Warum hat er sich umgebracht? Ich werde es nie erfahren. Seine Frau hat keine Ahnung oder tut wenigstens so. Sie hat gesagt, sie sei aus allen Wolken gefallen. Ich muss mich daran gewöhnen, dass ich es nie herausfinden werde.«

»Weiter, Charles. Was noch?«

»Die Welt ist auf den Kopf gestellt. Ich weiß nicht mehr, was real ist. Er war so stark, so talentiert, hat mich so sehr unterstützt. War so fürsorglich, so aufmerksam, und doch muss er die ganze Zeit, in der er mir ein gemütliches Nest gebaut hat, so verzweifelt gewesen sein, dass er nicht mehr leben wollte. Was ist real? Was kann man glauben? Die ganze Zeit, die er mich unterstützte, mir väterliche Ratschläge gab, muss er sich mit dem Gedanken getragen haben, sich umzubringen. Verstehen Sie, was ich meine? Diese wunderbaren, durch und durch glücklichen Zeiten, wenn er und ich zusammensaßen und uns unterhielten, diese vertrauten Momente, die wir gemeinsam erlebt haben – nun, jetzt weiß ich, *dass diese Zeiten nicht existiert haben*. Ich fühlte mich eingebunden, habe ihm alles anvertraut, aber es war eine Ein-Mann-Show. Er war nicht da. Er war nicht glücklich. Er dachte daran, sich um die Ecke zu bringen. Ich weiß nicht mehr, was real ist. Ich habe mir meine Realität selbst erschaffen.«

»Und was ist mit *dieser* Realität hier? Mit diesem Raum? Mit Ihnen und mir? Die Art, wie wir zusammen sind?«

»Ich weiß nicht, worauf ich vertrauen kann, wem ich vertrauen kann. So etwas wie ein ›Wir‹ gibt es nicht. Ich bin wirklich allein. Ich bezweifle stark, dass Sie und ich in genau diesem Moment, während wir uns hier unterhalten, dasselbe erleben.«

»Ich hätte gern, dass wir so weit wie möglich ein ›Wir‹ sind. Es gibt immer eine unüberbrückbare Kluft zwischen zwei Menschen, aber ich möchte diese Kluft hier in diesem Raum so klein wie möglich halten.«

»Aber Irv, ich kann ja nur *vermuten*, was Sie denken und fühlen. Und Sie sehen ja, wie sehr ich mich in James getäuscht habe. Ich dachte, wir wären ein Duett gewesen, aber es war eine Solonummer. Ich bezweifle nicht, dass es hier wieder so ist, dass ich falsche Vermutungen über Sie anstelle.« Charles zögerte und fuhr dann plötzlich fort: »Was denken Sie jetzt gerade *wirklich?*«

Zwanzig oder dreißig Jahre zuvor hätte mich eine solche Frage mit Sicherheit kalt erwischt. Aber in dem Maß, in dem ich mich als Therapeut weiterentwickelte, habe ich gelernt, meinem Unbewussten zu vertrauen, dass es sich professionell und verantwortungsbewusst verhält. Ich weiß mit Sicherheit, dass es nicht wichtig ist, *was* ich über meine Gedanken sage, sondern *dass ich bereit bin, meine Gedanken auszusprechen*. Und deshalb sagte ich das, was mir als Erstes in den Sinn kam.

»Mein Gedanke in dem Augenblick, in dem Sie diese Frage gestellt haben, war ziemlich verquer. Es ging um etwas, was jemand kürzlich auf einer anonymen Website für Geheimnisse gepostet hat, und zwar: ›Ich arbeite bei Starbucks, und wenn Kunden unfreundlich sind, gebe ich ihnen koffeinfreien Kaffee.‹«

Charles sah mich fassungslos an und fing dann plötzlich an zu lachen. »Wie bitte? Was hat denn das jetzt miteinander zu tun?«

»Sie haben mich gefragt, woran ich gerade gedacht habe, und genau *dieser* Gedanke schoss mir durch den Kopf, *dass jeder Mensch Geheimnisse* hat. Lassen Sie mich versuchen, diesem Gedanken nachzuspüren. Der Gedankenfaden begann schon ein paar Minuten früher, als Sie gerade über das Wesen der Realität sprachen und wie Sie sie sich erschaffen. Und dann begann ich zu denken, wie Recht Sie doch haben. Realität ist nicht etwas, was einfach so ›da‹ ist; vielmehr konstruiert oder erschafft jeder von uns sie sich überwiegend selbst. Und dann – haben Sie Geduld, Sie haben mich schließlich gefragt, woran ich gerade dachte – dachte ich einen Moment lang an Kant, der uns lehrte, dass die Struktur unseres Geistes das Wesen der Realität, so wie wir sie erleben, aktiv beeinflusst. Und dann dachte ich an all die großen Geheimnisse, die ich im Laufe des halben Jahrhunderts gehört habe, in dem ich nun schon als Therapeut arbeite, und ich dachte darüber nach, dass es immer eine Kluft geben wird, sosehr wir uns auch danach sehnen, eins miteinander zu werden. Dann sinnierte ich, dass sich Ihre Erfahrung mit der Farbe Rot oder dem Geschmack von Kaffee stark von meiner Erfahrung mit ›rot‹ und ›Kaffee‹ unterscheiden wird, und zwar auf eine Art und Weise, die wir niemals wirklich begreifen können. Kaffee – *ja, das ist es, das ist die Verbindung zu dem Starbucks-Geheimnis*. Aber tut mir leid, Charles, tut mir leid, ich fürchte, dass ich viel zu weit abgeschweift bin.«

»Aber nein, ganz und gar nicht.«

»Sagen Sie mir, was *Ihnen* durch den Kopf gegangen ist, während ich gerade geredet habe.«

»Ich dachte: ›Nur zu.‹ Es gefällt mir, wenn Sie so sprechen. Es gefällt mir, wenn Sie mir Ihre Gedanken verraten.«

»Nun, es gibt noch einen Gedanken, der mir gerade gekommen ist, eine alte Erinnerung an eine Fallpräsentation in einem Seminar während meiner Studienzeit. Es ging um einen Patienten, der eine traumhaft schöne Hochzeitsreise auf irgendeiner tropischen Insel verlebt hatte. Es war eines der großartigsten Erlebnisse in seinem Leben gewesen. Aber die Ehe entwickelte sich im darauffolgenden Jahr so schlecht, dass sie sich scheiden ließen. Irgendwann erzählte ihm seine Frau, dass sie während ihrer ganzen gemeinsamen Zeit, auch während ihrer Hochzeitsreise, einem anderen Mann verfallen war. Seine Reaktion war der Ihren sehr ähnlich. Ihm ging auf, dass die idyllische Beziehung auf der tropischen Insel keine gemeinsame Erfahrung war, dass auch er ein Solo gespielt hatte. An viel mehr kann ich mich nicht erinnern, aber was ich noch weiß, ist, dass er wie Sie gespürt hat, dass die Realität stark angeknackst war.«

»Realität angeknackst ... das spricht mich an. Das kommt sogar in meinen Träumen vor. Vergangene Nacht hatte ich mehrere heftige Träume, an die ich mich allerdings nur bruchstückhaft erinnere. Ich war in einem Puppenhaus, berührte die Vorhänge und die Fenster und stellte fest, dass sie aus Papier und Zellophan waren. Das Haus kam mir filigran vor, instabil. Dann hörte ich laute Schritte und hatte Angst, jemand könnte auf das Haus treten.«

»Charles, ich möchte jetzt noch einmal unsere Realität überprüfen, so wie wir sie in diesem Augenblick erleben. Ich mache Sie darauf aufmerksam, dass ich das von jetzt an immer wieder tun werde. Wie geht es Ihnen und mir jetzt gerade?«

»Besser als irgendwo sonst, denke ich. Ich meine, wir sind aufrichtiger zueinander. Aber es gibt immer noch eine Kluft. Und zwar eine *große* Kluft. Wir erleben nicht *wirklich* dieselbe Realität.«

»Nun, dann wollen wir weiter daran arbeiten, die Kluft zu verringern. Welche Fragen haben Sie an mich?«

»Hm. Das haben Sie mich noch nie gefragt. Nun, ich habe viele Fragen. Wie sehen Sie mich? Wie ist es, mit mir jetzt in diesem Raum zu sitzen? Wie schwierig ist diese Sitzung für Sie?«

»Gute Fragen. Ich werde meinen Gedanken einfach freien Lauf lassen und nicht versuchen, systematisch zu antworten. Das, was Sie durchmachen, berührt mich. Ich bin zu hundert Prozent anwesend. Ich mag Sie, und ich respektiere Sie – ich glaube, das wissen Sie, wenigstens hoffe ich es. Und ich habe den dringenden Wunsch, Ihnen zu helfen. Ich denke daran, wie sehr Ihnen der Tod Ihres Vaters noch immer in den Knochen steckt, was für einen tiefen Abdruck er in Ihrem Leben hinterlassen hat. Und ich denke, wie schrecklich es für Sie sein muss, dass Ihnen etwas so Kostbares, wie Sie es in Ihrer Beziehung mit James Perry gefunden hatten, so unvermittelt wieder entrissen wurde. Ich kann mir auch vorstellen, dass der Verlust Ihres Vaters und nun der von James schwer auf Ihren Gefühlen mir gegenüber lastet. Mal sehen, was mir sonst noch in den Sinn kommt. Ich kann Ihnen sagen, dass ich, wenn ich mit Ihnen zusammen bin, zwei unterschiedliche Gefühle habe, die einander manchmal in die Quere kommen. Einerseits möchte ich wie ein Vater für Sie sein, aber andererseits möchte ich Ihnen auch helfen, das Bedürfnis nach einem Vater zu überwinden.«

Während ich redete, nickte Charles, schaute auf den Fußboden und sagte nichts. Ich fragte: »Und *jetzt*, Charles, wie real sind wir jetzt gerade?«

»Ich habe mich falsch ausgedrückt. In Wahrheit sind nicht *Sie* das Hauptproblem. *Ich* bin es. Es gibt zu vieles, was ich zurückhalte ... zu vieles, was ich nicht sagen möchte.«

»Aus Angst, mich zu vertreiben?«

Charles schüttelte den Kopf. »Zum Teil.«

Jetzt war ich sicher, dass ich wusste, worum es ging: Es war mein Alter. Das hatte ich bei anderen Patienten auch schon erlebt. »Aus Angst, mir wehzutun«, sagte ich.

Er nickte.

»Glauben Sie mir, es gehört zu meinem Beruf, mich um meine Gefühle zu kümmern. Ich stehe das zusammen mit Ihnen durch. Versuchen Sie einen Anfang zu machen.«

Charles lockerte seine Krawatte und knöpfte den obersten Hemdknopf auf. »Also gut: Ich erzähle Ihnen jetzt einen meiner Träume von vergangener Nacht. Ich unterhielt mich mit Ihnen in Ihrer Praxis, die allerdings wie eine Schreinerei aussah – ich sah einen Holzstapel und eine große Tischsäge, einen Hobel und eine Schleifmaschine. Dann schrien Sie plötzlich auf, griffen sich an die Brust und sackten vornüber zusammen. Ich sprang auf, um Ihnen zu helfen. Ich rief den Notarzt, hielt

Sie in den Armen, bis er kam, und dann half ich, Sie auf eine Trage zu legen. Es ging noch weiter, aber das ist alles, woran ich mich erinnere.«

»Irgendeine Idee zu diesem Traum?«

»Nun, das ist ziemlich offensichtlich. Ich bin mir Ihres Alters sehr bewusst und mache mir Sorgen, dass Sie sterben könnten. Auch das Element der Schreinerei liegt auf der Hand. In dem Traum habe ich Sie mit Mr. Reilly, meinem Lehrer in der Schreinerei an der Oberschule, vermischt. Er war sehr alt, so etwas wie eine Vaterfigur für mich, und ich habe ihn sogar noch nach meinem Abschluss an der Oberschule besucht.«

»Und Gefühle in diesem Traum?«

»Es ist ziemlich vage, aber ich erinnere mich an Panik und auch an eine Menge Stolz darauf, dass ich Ihnen geholfen habe.«

»Es ist gut, dass Sie das anschneiden. Können Sie von anderen Träumen erzählen, die Sie mir bis jetzt nicht erzählen wollten?«

»Hm, also, es ist mir unangenehm, aber es gab einen vor einer Woche oder zehn Tagen, der mir im Gedächtnis geblieben ist. In diesem Traum saßen wir uns wie jetzt auf diesen Stühlen gegenüber, aber es gab keine Wände, und ich hätte nicht sagen können, ob wir drinnen oder draußen waren. Sie sahen ziemlich bedrückt aus, beugten sich zu mir und erzählten mir, Sie hätten nur noch sechs Monate zu leben. Und dann ... also, das ist jetzt wirklich bizarr ... wollte ich einen Handel mit Ihnen abschließen: Ich wollte Ihnen beibringen, wie man stirbt, und Sie wollten mir beibringen, wie man Therapeut wird. An viel mehr kann ich mich nicht erinnern, außer daran, dass wir beide ziemlich viel geweint haben.«

»Der erste Teil ist klar – natürlich wissen Sie, wie alt ich bin, und machen sich Sorgen darüber, wie lange ich noch leben werde. Aber was ist mit dem zweiten Teil, in dem Sie Therapeut werden wollten?«

»Ich weiß nicht, was ich dazu sagen soll. Ich habe nie daran gedacht, Therapeut zu werden. Das wäre nichts für mich. Ich glaube nicht, dass ich damit umgehen könnte, ständig mit heftigen Gefühlen konfrontiert zu werden, und mir ist vollkommen klar, dass ich Sie sehr bewundere. Sie sind freundlich zu mir, sehr freundlich und wissen immer, wie Sie mich in die richtige Richtung lenken können.« Charles beugte sich über den Tisch, nahm ein Taschentuch und wischte sich über die Stirn. »Das ist sehr schwierig für mich. Sie geben mir so viel, und ich sitze da, erzähle Ihnen diese schrecklichen Träume über Sie und mache Ihnen Kummer. Das ist nicht okay.«

»Hier in meiner Praxis erwarte ich von Ihnen, dass Sie mir Ihre Gedanken erzählen, und das machen Sie gut. *Natürlich* machen Sie sich über mein Alter Gedanken. Wir wissen beide, dass ich jetzt mit einundachtzig auf mein Lebensende zusteuere. Sie trauern gerade um James und auch um Ihren Vater, und es ist nur natürlich, dass Sie sich Sorgen machen, auch noch mich zu verlieren. Einundachtzig ist alt, erschreckend alt. Ich bin selbst schockiert, wenn ich darüber nachdenke. Ich fühle mich nicht alt und frage mich ständig, wie ich überhaupt einundachtzig werden konnte. Früher war ich immer der Jüngste – in der Schule, im Sommerlager der Baseballmannschaft, in der Tennismannschaft, und jetzt bin ich auf einmal überall der Älteste, egal, wo ich bin – in Restaurants, im Kino, auf Konferenzen. Ich kann mich nicht daran gewöhnen.«

Ich holte tief Luft. Wir blieben eine Weile stumm sitzen. »Bevor wir fortfahren, möchte ich noch eines von Ihnen wissen: Wie geht es uns jetzt? Wie groß ist die Kluft?«

»Sie ist deutlich kleiner geworden. Aber das hier ist wirklich hart. Das ist kein normales Gespräch. Normalerweise sagt man einfach nicht zu jemandem: ›Ich mache mir Sorgen, dass Sie sterben könnten.‹ Das muss Ihnen wehtun, und im Moment sind Sie einer der Letzten auf der Welt, denen ich wehtun möchte.«

»Aber das hier ist keine normale Umgebung. Hier haben wir keine Tabus, was Aufrichtigkeit betrifft, oder sollten wenigstens keine haben. Und denken Sie daran, dass Sie nichts ansprechen, worüber ich selbst nicht schon intensiv nachgedacht hätte. Zum Ethos dieses Fachgebietes gehört es unbedingt, sich allem grundsätzlich erst einmal bewusst zu sein.«

Charles nickte. Wieder entstand ein kurzes Schweigen.

»Heute verbringen wir deutlich mehr Zeit mit Schweigen als sonst«, tastete ich mich vor.

Charles nickte abermals. »Ich bin wirklich voll da und ganz bei Ihnen. Es ist nur so, dass mir dieses Gespräch den Atem raubt.«

»Ich möchte Ihnen noch etwas Wichtiges sagen. Ob Sie es glauben oder nicht, der Blick auf das Lebensende hat auch etwas Positives. Ich will Ihnen von einer seltsamen Geschichte vor ein paar Tagen erzählen. Es war gegen sechs Uhr abends, und ich sah, wie meine Frau am Ende unserer Zufahrt die Hand in unseren Briefkasten steckte. Ich ging zu ihr hin. Sie drehte mir das Gesicht zu und lächelte. Plötzlich und unerklärlicherweise änderte sich in meinem Kopf die Szene, und einen kurzen Moment lang fand ich mich in einem dunklen Raum wieder, in dem ich ein flimmerndes Heimkino mit Szenen aus meinem Leben anschaute. Ich kam mir ähnlich vor wie der greise Krapp in dem Stück *Das letzte Band*. Kennen Sie das? Es ist von Samuel Beckett.«

»Nein, aber ich habe davon gehört.«

»Es ist der Monolog eines alten Mannes an seinem Geburtstag, der sich Tonbandaufnahmen von vergangenen Geburtstagen anhört, die er gemacht hat. Und nun sah ich ähnlich wie Krapp einen Film mit alten Szenen aus meinem Leben. Und ich sah meine tote Frau, die sich mit strahlendem Lächeln zu mir umdrehte und mich zu sich winkte. Als ich sie ansah, wurde ich plötzlich von Ergriffenheit und unvorstellbarer Trauer erfüllt.

Dann verschwand plötzlich alles, und ich war wieder in der Gegenwart; sie war das blühende Leben, strahlte und schenkte mir ihr schönstes September-Lächeln. Ein warmer Schwall purer Freude überwältigte mich. Ich war dankbar, dass sie und ich noch am Leben waren, ich ging zu ihr, umarmte sie, und wir machten uns zu unserem Abendspaziergang auf.«

Ich schaffte es nicht, von diesem Erlebnis zu berichten, ohne dass mir Tränen in die Augen stiegen, und griff nach einem Taschentuch. Charles nahm sich ebenfalls eines und tupfte sich damit die Augen ab. »Sie wollen damit also sagen: ›Seien Sie dankbar für das, was Sie haben.‹«

»Ja, genau. Ich sage, dass die Erwartung unseres eigenen Endes uns dazu ermutigen kann, die Gegenwart mit größerer Vitalität anzupacken.«

Charles und ich sahen kurz auf die Uhr. Wir hatten ein paar Minuten überzogen. Er packte langsam seine Sachen zusammen. »Ich bin fix und fertig«, flüsterte er. »Sie müssen auch müde sein.«

Ich stand auf, streckte mich und straffte die Schultern. »Ach was, überhaupt nicht. Es ist vielmehr so, dass mich eine tiefschürfende und aufrichtige Sitzung wie diese sogar belebt. Sie haben heute hart gearbeitet, Charles. Wir haben gemeinsam hart gearbeitet.«

Ich öffnete ihm die Tür, und wir schüttelten uns wie immer die Hände, als er ging. Ich schloss die Tür und schlug mir dann mit der Handfläche gegen die Stirn: »Nein, das kann ich unmöglich tun. So kann ich die Sitzung nicht beenden.« Also öffnete ich abermals die Tür, rief ihn zurück und sagte: »Charles, ich bin gerade wieder in eine alte Gewohnheit verfallen und habe genau das gemacht, was ich nicht machen möchte. Ehrlich gesagt bin ich von dieser schwierigen, intensiven Arbeit durchaus müde, auch ein bisschen ausgelaugt, und ich bin froh, dass ich heute niemanden mehr im Terminkalender stehen habe.« Ich sah ihn an und wartete. Ich wusste nicht, worauf.

»Ach, Irv, das war mir schon klar. Ich kenne Sie besser, als Sie glauben. Ich weiß, wann Sie einfach nur therapeutisch sein wollen.«

3

ARABESQUE

Ich war fassungslos. In den fünfzig Jahren, die ich nun praktiziere, hatte ich eigentlich geglaubt, schon alles gesehen zu haben, aber noch nie hatte eine neue Patientin mein Sprechzimmer betreten und mir als Erstes ein Foto von sich in der Blüte ihrer Jugend hingestreckt. Und noch befremdeter war ich, als diese Patientin, Natascha, eine korpulente Russin um die siebzig, mich genauso unverwandt anstarrte, wie ich das Foto einer schönen Ballerina anstarrte, die, in der Arabesque-Pose verharrend, majestätisch auf einer Zehenspitze balancierte und beide Arme anmutig nach oben streckte. Ich wandte den Blick wieder Natascha zu, die sich, obgleich nicht mehr schlank, mit der Grazie einer Tänzerin auf ihrem Stuhl niedergelassen hatte. Sie musste gespürt haben, dass ich die junge Tänzerin in ihr zu erkennen versuchte, denn sie hob das Kinn und drehte den Kopf gerade so weit, um mir ihr klares Profil zu präsentieren. Nataschas Gesichtszüge waren grob, vielleicht von zu vielen russischen Wintern und zu viel Alkohol. Dennoch war sie eine attraktive Frau, wenn auch nicht mehr so schön wie früher, dachte ich, während ich abermals einen Blick auf das Foto der jungen Natascha, diesen Ausbund an Schönheit und Eleganz, warf.

»War ich nicht hübsch?«, kokettierte sie. Als ich nickte, fuhr sie fort: »Ich war Primaballerina an der Scala.«

»Benutzen Sie immer die Vergangenheitsform, wenn Sie von sich sprechen?«

Sie war brüskiert: »Was für eine unverschämte Frage, Dr. Yalom. Anscheinend haben Sie einen Kurs für schlechtes Benehmen absolviert, der für alle Therapeuten Pflicht ist. Aber...«, sie unterbrach sich und überlegte kurz, »...vielleicht ist es so. Vielleicht haben Sie Recht. Aber was im Falle Natalyas, der Ballerina, seltsam anmutet, ist, dass ich noch vor meinem dreißigsten Geburtstag als Tänzerin am Ende war – vor vierzig Jahren –, und ich bin glücklicher, so viel glücklicher, seit ich zu tanzen aufgehört habe.«

»Sie haben vor vierzig Jahren zu tanzen aufgehört, und trotzdem kommen Sie heute zu mir in die Praxis und zeigen mir dieses Bild von sich als junger Tänzerin. Sie müssen bestimmt annehmen, dass ich an der Natascha von heute nicht interessiert wäre?«

Sie blinzelte zwei-, dreimal und sah sich dann ungefähr eine Minute lang prüfend in meinem Sprechzimmer um. »Ich habe letzte Nacht von Ihnen geträumt«, sagte sie. »Wenn ich die Augen schließe, sehe ich es noch vor mir. Ich kam gerade zu einem Termin bei Ihnen und betrat einen Raum. Er sah nicht so aus wie dieses Zimmer. Vielleicht war es bei Ihnen zu Hause, jedenfalls waren viele Leute da, vielleicht Ihre Frau und Ihre Familie. Ich trug eine große Leinentasche mit vielen Gewehren und Putzsachen. Ich sah, dass Sie in einer Ecke des Zimmers von vielen Leuten umringt waren. Von dem Foto auf Ihrem Schopenhauer-Roman wusste ich, dass Sie es waren. Ich konnte weder zu Ihnen durchkommen, noch Sie auf mich aufmerksam machen. Da war noch mehr, aber das ist alles, woran ich mich erinnere.«

»Ah. Und erkennen Sie irgendeine Verbindung zwischen Ihrem Traum und Ihrem Entschluss, mir dieses Foto zu zeigen?«

»Gewehre bedeuten Penisse. Das weiß ich aus einer langen Psychoanalyse. Mein Analytiker meinte, dass ich den Penis als

Waffe benutzen würde. Wenn ich Streit mit meinem Freund Sergej hatte, dem Vortänzer der Compagnie und mein späterer Ehemann, ging ich aus, betrank mich, schnappte mir einen Penis, irgendeinen Penis – dessen jeweiliger Besitzer war beliebig –, und hatte Sex mit ihm, um Sergej zu verletzen und damit es mir besser ging. Das hat immer funktioniert. Aber nur kurz. Sehr kurz.«

»Und das Verbindungsglied zwischen dem Traum und dem Foto?«

»Dieselbe Frage? Sie lassen nicht locker? Vielleicht unterstellen Sie mir, dass ich Sie mit diesem Foto aus meiner Jugend sexuell für mich interessieren will? Das ist nicht nur eine Beleidigung, sondern macht auch überhaupt keinen Sinn.«

Ihr großer Auftritt mit dem Foto in der Hand steckte voller Bedeutung. Daran zweifelte ich nicht, merkte es mir aber für später vor und kam auf direktere Art und Weise zur Sache. »Beschäftigen wir uns jetzt bitte mit den Gründen, die Sie bewogen haben, mich aufzusuchen. Aus Ihrer E-Mail weiß ich, dass Sie nur kurz in San Francisco sind und dass es Ihnen außerordentlich wichtig war, heute und morgen einen Termin bei mir zu bekommen. Sie beschrieben Ihr Gefühl so, dass Sie sich ›außerhalb Ihres Lebens verirrt haben und nicht mehr zurückfinden‹. Bitte erzählen Sie mir darüber. Sie schrieben, dass es eine Angelegenheit auf Leben und Tod sei.«

»Ja, so kommt es mir vor. Es ist sehr schwer zu beschreiben, aber mit mir geschieht gerade etwas sehr Ernstes. Ich besuche mit meinem Mann Pavel gerade Kalifornien, und wir machen das, was wir bei solchen Besuchen immer machen. Er trifft sich mit irgendwelchen wichtigen Kunden, wir beide treffen unsere russischen Freunde, fahren ins Napa Valley, besuchen die Oper in San Francisco und speisen in feinen Restaurants. Aber irgendwie ist es diesmal nicht dasselbe. Wie soll ich es ausdrücken? Das russische Wort dafür ist *otstranenny*. Ich bin nicht wirklich hier. Nichts, was passiert, kommt richtig bei mir an. Ich bin isoliert; ich habe das Gefühl, dass nicht *ich* hier bin, dass nicht *ich* das alles erlebe. Ich bin unruhig, sehr zerstreut. Und ich schlafe nicht gut. Ich wünschte, ich könnte besser Englisch, um es besser zu beschreiben. Ich hab einmal vier Jahre lang in den USA gelebt und damals viele Kurse besucht, aber mein Englisch kommt mir noch immer unbeholfen vor.«

»Bis jetzt ist Ihr Englisch ausgezeichnet, und Sie beschreiben sehr gut, wie es Ihnen geht. Sagen Sie mir: Wie erklären Sie sich das? Was glauben *Sie* denn, was mit Ihnen geschieht?«

»Ich bin verwirrt. Ich erwähnte, dass ich vor langer Zeit eine vierjährige Psychoanalyse gebraucht habe, als ich in einer schrecklichen Krise war. Aber selbst da hatte ich nicht *dieses* Gefühl. Und seit damals war das Leben gut. Bis jetzt ging es mir viele Jahre lang ausgesprochen gut.«

»Dieser Zustand, nicht in Ihrem Leben zu sein: Versuchen wir ihn zurückzuverfolgen. Wann trat dieses Gefühl Ihrer Meinung nach zum ersten Mal auf? Wie lange ist das her?«

»Kann ich nicht sagen. Es ist so ein komisches und vages Gefühl, dass es schwierig ist, es an irgendetwas festzumachen. Ich weiß, dass wir seit ungefähr drei Tagen in Kalifornien sind.«

»Ihre E-Mail an mich wurde vor einer Woche geschickt; das war, bevor Sie nach Kalifornien kamen. Wo waren Sie zu diesem Zeitpunkt?«

»Wir haben eine Woche in New York verbracht, anschließend ein paar Tage in Washington, und dann sind wir hierhergeflogen.«

»Hat es in New York oder Washington irgendetwas gegeben, was Sie beunruhigt hat?«

»Nichts. Nur den üblichen Jetlag. Pavel hatte mehrere Geschäftstermine, und ich habe die Stadt allein erkundet. Normalerweise gefällt es mir, Städte zu erkunden.«

»Und diesmal? Erzählen Sie mir genau, was Sie gemacht haben, während er gearbeitet hat.«

»In New York ging ich spazieren. Ich ... wie sagt man das ... habe Leute betrachtet?«

»Ja, Leute betrachtet.«

»Also, ich habe Leute betrachtet, und ich kaufte ein und verbrachte ganze Tage im Metropolitan Museum. O ja, ich bin sicher, es ging mir in New York gut, denn ich erinnere mich, dass Pavel und ich an einem schönen, sonnigen Tag einen Bootsausflug um Ellis Island und die Freiheitsstatue herum unternommen haben, und ich erinnere mich, dass wir beide uns so wunderbar gefühlt haben. Also war es *nach* New York, als es anfing, bergab zu gehen.«

»Versuchen Sie, sich Ihren Aufenthalt in Washington in Erinnerung zu rufen. Was haben Sie da gemacht?«

»Das, was ich immer mache. Ich folgte meinem üblichen Muster. Ich war jeden Tag im Smithsonian: in der Abteilung für Luft- und Raumfahrt, der für Naturkunde, amerikanische Geschichte und ... ja natürlich, ja! Es gab da tatsächlich einen Vorfall, als ich die National Gallery besucht habe.«

»Was ist passiert? Versuchen Sie es zu beschreiben.«

»Ich war sehr aufgeregt, als ich draußen ein riesiges Banner sah, das eine Ausstellung über die Geschichte des Balletts ankündigte.«

»Ja, und was ist passiert?«

»Sobald ich es sah, rannte ich in die Galerie, so aufgeregt, dass ich mich bis zum Kopf der Schlange vorgedrängt habe. Ich habe etwas gesucht. Ich glaube, ich habe Sergej gesucht.«

»Sergej? Sie meinen Ihren ersten Mann?«

»Ja, meinen ersten Mann. Das wird Ihnen nicht viel sagen, wenn ich Ihnen nicht etwas aus meinem Leben erzähle. Darf ich einige meiner Highlights präsentieren? Ich habe tagelang eine Rede eingeübt.«

Aus Sorge, sie wollte mir eine Vorstellung abliefern, die womöglich unsere ganze Zeit in Anspruch nahm, antwortete ich: »Ja, eine kurze Zusammenfassung würde helfen.«

»Bevor ich anfange, müssen Sie wissen, dass ich überhaupt keine Mutterliebe kannte, und mein lebenslanges Gefühl der fehlenden Mutterliebe stand im Zentrum meiner Analyse. Ich wurde in Odessa geboren, und meine Eltern trennten sich vor meiner Geburt. Meinen Vater kannte ich nicht, und meine Mutter hat nie von ihm gesprochen. Meine Mutter hat überhaupt kaum über irgendetwas gesprochen. Arme Frau, sie war immer krank und starb an Krebs, kurz bevor ich zehn wurde. Ich erinnere mich, dass auf meiner Feier zum zehnten Geburtstag ...«

»Natascha, entschuldigen Sie, dass ich Sie unterbreche, aber ich stecke in einem Dilemma. Glauben Sie mir, mich interessiert alles, was Sie zu sagen haben, aber ich muss auch die Zeit im Auge behalten, denn wir haben nur diese beiden Sitzungen, und ich möchte Ihnen zuliebe unsere Zeit effizient nutzen.«

»Sie haben vollkommen Recht. Wenn ich auf der Bühne bin, vergesse ich die Zeit. Ich werde mich beeilen und verspreche Ihnen, nicht abzuschweifen. Also: Nachdem meine Mutter gestorben war, nahm mich ihre Zwillingsschwester, Tante Olga, nach St. Petersburg mit und zog mich auf. Nun, Tante Olga war ein netter Mensch, und sie war immer gut zu mir, aber sie musste sich selbst um ihren Lebensunterhalt kümmern – sie war nicht verheiratet –, deshalb arbeitete sie viel und hatte wenig Zeit für mich. Sie war eine sehr gute Violinistin und die meiste Zeit des Jahres mit dem Symphonieorchester auf Tournee. Sie wusste, dass ich gut tanzen konnte, und nachdem ich ungefähr ein Jahr bei ihr war, meldete sie mich in verschiedenen Häusern zum Vortanzen an. Ich schnitt so gut ab, dass Tante Olga mich an der Vaganova-Ballett-Akademie einschrieb, wo ich die folgenden acht Jahre verbrachte. Ich entwickelte mich zu einer so guten Tänzerin, dass ich im Alter von achtzehn Jahren ein Angebot des Kirov-Balletts bekam, wo ich ein paar Jahre tanzte. Dort lernte ich Sergej kennen, einen der großen Tänzer, Egoisten und Frauenhelden unserer Zeit, der auch die große Liebe meines Lebens ist.«

»Sie sprechen in der Gegenwartsform? Immer noch die große Liebe Ihres Lebens?«

Empört über meine Unterbrechung bemerkte sie spitz: »Darf ich bitte fortfahren? Sie wollten, dass ich mich beeile, und ich beeile mich auch, aber ich möchte das auf meine eigene Art erzählen. Sergej und ich haben geheiratet, und wie durch ein Wunder konnten wir uns absetzen, als er ein Engagement an der Scala in Italien bekam. Sagen Sie selbst, wer konnte in jenen Jahren schon in Russland leben? Nun muss ich von Sergej berichten – er spielte in meinem Leben eine Hauptrolle. Nicht einmal ein Jahr nach unserer Hochzeit bekam ich unsägliche Schmerzen, und der Arzt eröffnete mir, dass ich an Gicht leide. Sagen Sie selbst, können Sie sich eine schlimmere Krankheit für eine Ballerina vorstellen? Nein, es gibt keine! Die Gicht setzte meiner Karriere ein Ende, bevor ich dreißig war. Und was tat Sergej, die Liebe meines Lebens? Er verließ mich Knall auf Fall wegen einer anderen Tänzerin. Und was tat ich? Ich verlor fast den Verstand, brachte mich beinahe mit Alkohol und ihn beinahe mit einer zerbrochenen Flasche um; ich zerschnitt ihm das Gesicht. Die Narben sollten ihn immer an mich erinnern. Meine Tante Olga musste kommen. Sie holte mich aus der Mailänder Psychiatrie und brachte mich nach Russland zurück. Und *dort* begann ich mit der Psychoanalyse, die mir das Leben rettete. Meine Tante stöberte den einzigen Psychoanalytiker in ganz Russland auf, der bereits im Untergrund praktizierte. In meiner Psychoanalyse ging es hauptsächlich um Sergej, darum, den Kummer zu überwinden, den er mir zugefügt hatte, auch darum, mich endgültig vom Alkohol zu lösen und meine ständigen, oberflächlichen Affären zu beenden. Und vielleicht auch lieben zu lernen – mich selbst und andere.

Als ich mich besser fühlte, ging ich auf die Universität und fand beim Studium der Musik zu meiner Überraschung bald heraus, dass ich ein Talent fürs Cello hatte. Nicht genügend, um öffentlich aufzutreten, aber es reichte, um Unterricht zu geben, und seitdem bin ich Lehrerin für Cello. Pavel, mein Mann, war einer meiner ersten Schüler. Der schlechteste Cellist, den ich je hatte, aber ein wunderbarer Mann, und wie sich später herausstellte, ein sehr kluger und erfolgreicher Geschäftsmann. Wir verliebten uns ineinander, er ließ sich mir zuliebe scheiden, wir haben geheiratet und führen seitdem ein wunderbares gemeinsames Leben.«

»Sehr prägnant und ausgesprochen anschaulich, Natascha. Vielen Dank.«

»Wie gesagt, das habe ich oft in Gedanken eingeübt. Verstehen Sie jetzt, weshalb ich nicht wollte, dass Sie mich unterbrechen?«

»Allerdings. Kehren wir nun aber zu dem Museum in Washington zurück. Wenn Sie sprachlich mit etwas Schwierigkeiten haben, melden Sie sich.«

»Bis jetzt verstehe ich alles. Mein Wortschatz ist gut, und ich lese viele amerikanische Romane, damit ich mein Englisch nicht vergesse. Im Augenblick lese ich Saul Bellows *The Rain King*.«

»Sie haben einen guten Geschmack. Eines meiner Lieblingsbücher, und Saul Bellow ist ein bedeutender Schriftsteller, auch wenn er kein Dostojewski ist. Aber um auf die Ausstellung zurückzukommen: Nach dem, was Sie mir erzählt haben, kann ich nachvollziehen, wie emotional das für Sie gewesen sein muss. Schildern Sie mir genau, was passiert ist. Sie erzählten, Sie gingen in die Ausstellung, um Sergej zu suchen, den Mann, von dem Sie sagen, er sei ›die Liebe Ihres Lebens‹?«

»Ja, ich bin jetzt ziemlich sicher, dass mein Hauptanliegen, mein geheimes Anliegen, Sergej war, als ich die Ausstellung betrat. Und mit ›geheim‹ meine ich, geheim auch vor mir. Die Liebe meines Lebens bedeutet nicht unbedingt die Liebe meines *bewussten* Lebens. Sie als berühmter Psychiater sollten das verstehen.«

»Mea culpa.« Ich fand ihre sanften Seitenhiebe recht charmant und belebend.

»Ich verzeihe Ihnen – nur dieses eine Mal. Nun zu meinem Besuch der Ausstellung. Dort wurden viele frühere russische Plakate vom Bolschoi- und vom Kirov-Theater gezeigt. Auf einem davon – es hing in der Nähe des Eingangs – gab es ein atemberaubendes Bild von Sergej im *Schwanensee*, auf dem er wie ein Engel durch die Luft fliegt. Es war ziemlich unscharf, aber ich bin sicher, dass es Sergej war, obwohl sein Name nicht genannt wurde. Stundenlang durchstreifte ich die ganze Ausstellung, aber sein Name wurde nirgendwo erwähnt, kein einziges Mal. Ist das zu fassen? Sergej war wie ein Gott, und trotzdem existiert sein Name nicht mehr. Jetzt erinnere ich mich …«

»Woran? Woran erinnern Sie sich?«

»Sie fragten, wann ich mir zum ersten Mal abhandengekommen bin. Es ist genau *da* passiert. Ich erinnere mich, dass ich wie in Trance die Ausstellung verließ, und seitdem habe ich mich nicht mehr wie ich selbst gefühlt.«

»Erinnern Sie sich, ob Sie im Museum auch nach sich selbst gesucht haben? Fotos von *Ihnen* oder *Ihren* Namen?«

»Ich erinnere mich nicht mehr sehr gut an diesen Tag. Ich muss ihn also neu aufbauen. Sagt man das so?«

»Ich verstehe. Sie müssen ihn rekonstruieren.«

»Ja, ich muss den Besuch rekonstruieren. Ich glaube, ich war so schockiert, dass Sergej nicht einbezogen war, dass ich zu mir sagte: ›Wenn *er* nicht dabei war, wie konnte *ich* dann überhaupt dabei sein?‹ Aber vielleicht suchte ich irgendwie insgeheim nach mir. Es gab ein paar undatierte Fotos von *Giselle* in der Scala – zwei Spielzeiten lang habe ich dort die Myrtha getanzt –, und ich erinnere mich genau, dass ich ein Foto so intensiv anstarrte, dass ich mit der Nase dagegen stieß. Der Aufseher kam sofort angerannt, hat mich böse angefunkelt, auf eine nicht vorhandene Linie auf dem Fußboden gedeutet und mich angeherrscht, diese gefälligst nicht zu übertreten.«

»Ich finde es ausgesprochen menschlich, sich selbst auf diesen historischen Fotos zu suchen.«

»Aber welches Recht hatte ich, nach mir selbst Ausschau zu halten? Ich wiederhole – ich glaube, Sie haben es immer noch nicht verstanden. Sie hören nicht zu. Sie haben nicht begriffen, dass Sergej ein Gott war, dass er hoch über uns in den Wolken schwebte, und dass wir alle, alle anderen Tänzer, zu ihm aufgeschaut haben wie Kinder zu einem majestätischen Luftschiff.«

»Ich bin verwirrt. Ich darf zusammenfassen, was ich bis jetzt von Sergej weiß. Er war ein bedeutender Tänzer, und Sie beide sind gemeinsam in Russland aufgetreten. Als er sich absetzte, um in Italien zu tanzen, beschlossen Sie, mit ihm zu gehen, und dann heirateten Sie ihn. Und als Sie dann an Gicht erkrankten, verließ er Sie Knall auf Fall und ließ sich mit einer anderen Frau ein. Sie verloren daraufhin fast den Verstand und gingen mit einer zerbrochenen Flasche auf ihn los. So weit, so richtig?«

Natascha nickte. »Richtig.«

»Nachdem Sie Italien mit Ihrer Tante verlassen hatten: Welchen weiteren Kontakt hatten Sie zu Sergej?«

»Keinen. Überhaupt keinen. Ich habe ihn nie mehr wiedergesehen. Nie wieder von ihm gehört. Nicht ein einziges Wort.«

»Aber Sie haben nach wie vor an ihn gedacht?«

»Ja, am Anfang, immer, wenn jemand seinen Namen erwähnte, war ich so besessen von ihm, dass ich mit dem Kopf gegen die Wand rannte, um ihn mir aus dem Kopf zu schlagen. Aber irgendwann habe ich ihn aus meinem Gedächtnis gestrichen. Ich habe ihn herausgeschnitten.«

»Er hat Ihnen sehr wehgetan, und Sie haben ihn aus Ihrem Gedächtnis geschnitten, und trotzdem gingen Sie vorige Woche in diese Ausstellung in der National Gallery, halten ihn für ›die Liebe Ihres Lebens‹, suchten nach ihm und gerieten außer sich darüber, dass er übergangen und vergessen worden war. Sie müssen verstehen, dass mich das verwirrt.«

»Ja, ja, ich verstehe Sie. Ein großer Widerspruch. Das stimmt. In dieses Museum zu gehen, war, als ob ich in meinem Kopf eine Exhumierung durchführte. Es ist so, als ob ich blindlings eine dicke Ader aufgerissen hätte, aus der jetzt meine ganze Energie heraussprudelt. Ich spreche unbeholfen. Verstehen Sie?«

Als ich nickte, fuhr Natascha fort. »Sergej war vier Jahre älter als ich, er ist jetzt also ungefähr dreiundsiebzig. Das heißt, falls er noch lebt. Und trotzdem kann ich mir einen dreiundsiebzigjährigen Sergej nicht vorstellen. Es ist unmöglich. Glauben Sie mir, würden Sie ihn kennen, würden Sie es verstehen. Ich sehe nur diesen jungen, wunderschönen Tänzer auf dem Plakat, der immerwährend durch die Luft fliegt. Habe ich von ihm gehört? Nein, nicht ein Wort, seit ich ihm vor so langer Zeit das Gesicht zerschnitten habe. Ich könnte es herausfinden. Ich könnte ihn wahrscheinlich im Internet finden, vielleicht über Facebook, aber ich habe Angst davor, zu suchen.«

»Angst wovor?«

»Vor fast allem. Dass er tot ist. Oder dass er immer noch schön ist und mich will. Dass wir uns mailen und dass der Schmerz in meiner Brust unerträglich wird und ich mich wieder verliebe. Dass ich Pavel verlasse und zu Sergej gehe, wo immer er auch sein mag.«

»Sie reden so, als wäre Ihr Leben mit Sergej in der damaligen Zeit festgefroren und existierte noch immer irgendwo, und wenn Sie wieder dorthin zurückgingen, wäre alles – die gegenseitige Liebe, die hochfliegenden Leidenschaften, ja sogar die jugendliche Schönheit – wieder ganz genauso wie früher.«

»So wahr.«

»Wohingegen die Wahrheit, das Real-life-Szenario, eher ein anderes sein wird, dass Sergej nämlich entweder gestorben ist oder so aussieht, wie ein runzeliger dreiundsiebzigjähriger Mann eben aussieht, höchstwahrscheinlich grau- oder weißhaarig oder mit Glatze, vielleicht sogar ein bisschen gebückt gehend. Und möglicherweise erinnert er sich an Ihre gemeinsame Zeit vollkommen anders als Sie, und vielleicht hegt er nicht besonders freundliche Gedanken an Sie, wenn er sein vernarbtes Gesicht im Spiegel betrachtet.«

»Reden Sie, was Sie wollen, aber genau in diesem Moment höre ich nicht, was Sie sagen. Nicht ein Wort.«

Die Zeit war um, und als sie zur Tür schritt, sah sie ihr Foto auf dem Tisch liegen und machte Anstalten, es sich zu holen. Ich nahm es und reichte es ihr. Als sie es in ihre Tasche steckte, sagte sie: »Morgen komme ich wieder. Aber dann kein Wort mehr zu diesem Bild. *Basta*.«

***

»Heute Abend fliege ich nach Odessa«, sagte sie, als wir am folgenden Tag die Sitzung begannen, »und wegen Ihnen habe ich so schlecht geschlafen, dass ich nicht traurig bin, dass dies hier unsere letzte Sitzung ist. Wissen Sie, das, was Sie über Sergej gesagt haben, war grausam. Sehr grausam. Bitte beantworten Sie folgende Frage: Sprechen Sie mit allen Ihren Patienten so?«

»Bitte betrachten Sie es als Kompliment an die Stärke, die ich in Ihnen sehe.«

Mit leicht belustigter Miene schürzte sie die Lippen, setzte zu einer Antwort an, besann sich dann und betrachtete mich stattdessen ausgiebig. Sie stieß einen Seufzer aus und lehnte sich im Stuhl zurück. Dann sagte sie: »Also gut, ich höre Sie. Ich bin bereit. Ich lausche. Ich warte.«

»Bitte erzählen Sie mir zuerst einmal von Ihren Gedanken, die Sie letzte Nacht wach gehalten haben.«

»Ich schlief nur immer wieder für kurze Zeit. Fast die ganze Nacht verfolgte mich ein einziger Traum, der sich ständig in einer anderen Version wiederholte: Ich reise mit irgendeiner Delegation in den Kongo, und plötzlich finde ich keinen der anderen mehr, und ich bin allein. Ich erkenne, dass ich vielleicht am gefährlichsten Ort auf der Welt bin, und gerate in Panik. In einer Version wandere ich dann durch eine verlassene Gegend, klopfe an Türen und stelle fest, dass alle verriegelt sind und kein Mensch da. In einer anderen Version betrete ich ein verlassenes Haus und verstecke mich in einem Schrank, als ich laute, trampelnde Schritte draußen höre, die näher kommen. Oder, in einer anderen Version, rufe ich meine Delegation mit meinem Handy an, aber ich kenne meinen Aufenthaltsort nicht, und so kann ich ihnen nicht erzählen, wo ich bin. Ich schlage vor, dass sie Laternen mitnehmen und sie schwenken, damit ich sie vom Fenster aus sehen kann. Aber dann erkenne ich, dass ich in einer riesigen Stadt bin und dass das ein hoffnungsloser Vorschlag ist. Und so ging es die ganze Nacht, in der ich außer mir vor Angst auf irgendetwas Grauenvolles wartete, das mich holt.« Sie legte die Hand auf ihre Brust. »Allein davon, dass ich Ihnen den Traum erzähle, habe ich jetzt Herzklopfen.«

»Ein Alptraum, der die ganze Nacht anhält. Wie schrecklich! Was fällt Ihnen zu diesem Traum ein? Denken Sie darüber nach und sagen Sie mir, was immer Ihnen in den Sinn kommt.«

»Ich weiß, dass ich kürzlich etwas in der Zeitung über die Gräueltaten in Afrika gelesen habe, wo Kindersoldaten jeden töten, der ihnen in die Quere kommt, aber ich wollte dann nicht mehr weiterlesen. Wenn ich so etwas lese, habe ich immer eine schlechte Nacht. Wenn ich im Fernsehen sehe, wie jemand umgebracht wird, schalte ich aus, und die vielen Kinofilme kann ich gar nicht mehr zählen, die ich mir aus den gleichen Gründen nicht zu Ende angeschaut habe.«

»Erzählen Sie weiter. Sagen Sie mir alles, was Sie von diesem Traum noch in Erinnerung haben.«

»Das ist alles. Ich bin an einem Ort, an dem mein Leben immer wieder in Gefahr ist.«

»Denken Sie an diese Aussage: ›Mein Leben ist in Gefahr.‹ Assoziieren Sie frei. Damit meine ich: Versuchen Sie Ihre Gedanken frei fließen zu lassen, beobachten Sie wie aus der Ferne, und beschreiben Sie alles, was Ihnen in den Sinn kommt, fast so, als würden Sie es von einem Bildschirm ablesen.«

Nachdem sie ausgeatmet und mir einen verzweifelten Blick zugeworfen hatte, lehnte Natascha den Kopf an die Rückenlehne ihres Stuhls und flüsterte: »Mein Leben ist in Gefahr, mein Leben ist in Gefahr«, und dann schwieg sie.

Nach ungefähr einer Minute ermunterte ich sie: »Ein bisschen lauter, bitte.«

»Ich weiß, was *Sie* hören wollen.«

»Und das wollen Sie mir nicht sagen.«

Sie nickte.

»Versuchen Sie sich Folgendes vorzustellen«, fuhr ich fort. »Sie schweigen heute so lange, bis unsere Zeit um ist. Stellen Sie sich vor, Sie verlassen meine Praxis. Wie würden Sie sich *dann* fühlen?«

»Also gut! Ich sage es! *Natürlich* ist mein Leben in Gefahr! Ich bin neunundsechzig Jahre alt. Wie viel Leben habe ich noch vor mir? Mein Leben war nur damals. Mein wirkliches Leben!«

»Ihr wirkliches Leben? Sie meinen auf der Bühne, beim Tanzen mit Sergej?«

»Haben *Sie* jemals getanzt?«

»Nur gesteppt. Ich habe früher alle Fred-Astaire-Schritte imitiert, manchmal zu Hause, manchmal auf der Straße.«

Natascha riss die Augen auf und starrte mich entgeistert an.

»War nur Spaß. Ich glaube, es gibt kaum jemanden auf der Welt, der ein schlechterer Tänzer ist als ich, aber dafür bin ich ein begeisterter Zuschauer und kann mir vorstellen, wie wunderbar es für Sie gewesen sein muss, vor diesem großen, applaudierenden Auditorium aufzutreten.«

»Für einen Psychiater sind Sie ziemlich kindisch, wissen Sie das? Und ein bisschen verführerisch.«

»Wie ist das für Sie?«

»Genau richtig.«

»Gut. Dann unterrichten Sie mich vom wahren Leben damals.«

»Das Leben war so überschäumend. Die Menschenmassen, die Fotografen, die himmlische Musik, die Kostüme und Sergej – glauben Sie mir: einer der schönsten Männer der Welt – und der Alkohol und der Rausch des Tanzes und, ja, der wilde Sex. Alles was danach kam, verblasst im Vergleich dazu.« Natascha, die auf der Stuhlkante saß, während sie erzählte, entspannte sich und lehnte sich zurück.

»Wohin wandern Ihre Gedanken jetzt?«

»Es gibt etwas, was ich Ihnen noch sagen sollte. In letzter Zeit habe ich einen komischen Gedanken, dass jeder Tag, den ich weiterlebe, auch wenn es ein sehr guter Tag ist, auch ein leidvoller Tag ist, denn er entfernt mich immer weiter von meinem wirklichen Leben. Ist das nicht verrückt?«

»Es ist so, wie ich schon sagte. Es ist so, als wäre das wirkliche Leben irgendwo einfach festgefroren und verharrte in Wartestellung. Und hätten wir nur das passende Transportmittel, könnten wir wieder dahin zurückgehen, Sie könnten mich herumführen und mir alles zeigen, was Ihnen vertraut ist. Sie wissen, was ich meine?«

Als Natascha nickte, fuhr ich fort: »Und auf gewisse Weise ist dieser Gedanke der Schlüssel zum Verständnis Ihres Ausflugs in das Museum. Sie haben nicht nur Sergej gesucht; sie suchten Ihr verlorenes Leben, auch wenn der erwachsene Teil Ihres Gehirns weiß, dass alles vergänglich ist, dass die Vergangenheit nur im Kopf existiert und dass Ihre frühere Welt nur noch eine Erinnerung ist, ein elektrisches oder auch chemisches Signal, das irgendwo in Ihrem Kopf gespeichert ist. Natascha, ich verstehe Ihre Lebenssituation. Ich bin deutlich älter als Sie, und ich schlage mich mit denselben Themen herum. Für mich ist einer der unerfreulichsten Aspekte des Todes, dass meine ganze Welt – also meine Welt der Erinnerungen, diese erfüllte Welt mit all den Menschen, die mir je begegnet sind, diese scheinbar so in Stein gemeißelte Welt – mit mir verschwindet, wenn ich sterbe. Zack! Einfach so. In den vergangenen Wochen habe ich Kisten mit alten Unterlagen und Fotos ausgemistet. Ich habe sie mir angesehen, etwa ein Foto von irgendeiner Straße aus Kindertagen oder das eines Freundes oder eines Verwandten, den niemand kennt, der noch am Leben ist, und ich werfe diese Dinge fort, und jedes Mal, wenn ich das mache, schaudert es mich innerlich, wenn ich sehe, wie Teile meiner alten, realen Welt einfach abblättern.«

Natascha holte tief Luft, und ihre Stimme wurde sanfter: »Ich verstehe alles, was Sie sagen. Danke, dass Sie mir das erzählen. Es bedeutet mir viel, wenn Sie so persönlich wie jetzt zu mir sprechen. Ich weiß, Sie sagen die Wahrheit, aber es ist schwierig für mich, eine solche Wahrheit aufzunehmen. Ich sage Ihnen was: Gerade jetzt, in diesem Augenblick, spüre ich, wie Sergej in meiner Seele vibriert. Ich weiß, er kämpft darum, dort zu bleiben, existent zu bleiben, auf immer zu tanzen.«

»Ich möchte noch mehr zu Sergej sagen«, bemerkte ich. »Ich kenne viele Menschen, die zu einem Klassentreffen gehen und sich dort Hals über Kopf verlieben, manchmal in eine alte Liebe, oft in jemanden, den sie früher nicht einmal gut kannten. Viele entschlossen sich zu einer späten Heirat, manche mit

Erfolg, aber manche mit katastrophalem Ausgang. Ich glaube, dass es bei vielen eine Liebe via Assoziation war, das heißt, sie liebten die jugendliche Fröhlichkeit, ihre frühere Schulzeit und ihre träumerischen Erwartungen an ein aufregendes Leben, das sich märchenhaft und unermesslich vor ihnen ausbreitete. Aber sie haben sich nicht in jemanden Bestimmten verliebt. Vielmehr haben sie diese Person zu einem Symbol für diese Fröhlichkeit in ihrer Jugend gemacht. Was ich zu sagen versuche, ist, dass Sergej ein Teil dieser märchenhaften Jugendzeit war, und weil er damals da war, erfüllten Sie ihn mit Liebe – das heißt, *Sie legten die Liebe in ihn hinein.*«

Natascha blieb stumm. Nach ein paar Minuten fragte ich: »Was geht Ihnen durch den Kopf, während Sie schweigen?«

»Ich dachte an Ihr Buch *Die Liebe und ihr Henker.*«

»Und Sie haben das Gefühl, dass ich der Henker Ihrer Liebe bin?«

»Das können Sie nicht abstreiten, oder?«

»Vergessen Sie nicht, dass Sie zu mir gesagt haben, Sie hätten sich in Pavel verliebt und führten mit ihm ein wunderbares Leben, und als Sie das sagten, empfand ich für Sie und ihn reine Freude. Es ist also nicht die Liebe, an die ich mich anpirsche. Meine Beute ist die Illusion der Liebe.«

Schweigen.

»Ein bisschen lauter, bitte.«

»Hier drin höre ich eine ganz leise Stimme, ein Flüstern.«

»Die sagt …?«

»Sie sagt: ›Scheiß drauf, ich gebe Sergej nicht auf.‹«

»Das braucht Zeit, und Sie müssen es in Ihrem eigenen Tempo angehen. Ich möchte Ihnen eine andere Frage stellen: Ich wüsste gern, ob Sie irgendeine Veränderung feststellen konnten, seit wir begonnen haben.«

»Veränderung? Wie meinen Sie das?«

»Gestern beschrieben Sie dieses schrecklich verwirrende Gefühl, außerhalb des Lebens zu stehen, nichts zu erleben, nicht vorhanden zu sein. Hat sich dieses Symptom irgendwie verändert? Mir scheint, dass Sie in unseren Sitzungen sehr wohl vorhanden sind.«

»Das kann ich nicht abstreiten – Sie haben Recht. Mehr als jetzt kann ich nicht ›vorhanden‹ sein. Mit den Füßen im kochenden Öl muss ich mich zwangsläufig voll konzentrieren.«

»Sie halten mich für grausam?«

»Grausam? Nicht direkt grausam, aber hart, wirklich hart.«

Ich warf einen Blick auf die Uhr. Es blieben nur noch wenige Minuten. Wie konnte ich sie am effektivsten nutzen?

»Ich wüsste gern, ob es noch Fragen gibt, die Sie mir gern stellen möchten, Natascha.«

»Hm, das ist ungewöhnlich. Ja, ich habe eine Frage. Wie machen *Sie* das? Wie kommen Sie damit zurecht, achtzig zu sein und zu spüren, dass das Ende immer näher kommt?«

Während ich über meine Antwort nachdachte, sagte sie: »Nein, ich bin diejenige, die grausam ist. Verzeihen Sie mir, das hätte ich nicht fragen sollen.«

»An Ihrer Frage ist ganz und gar nichts grausam. Es gefällt mir, dass Sie danach fragen. Ich will versuchen, eine ehrliche Antwort zu geben: Es gibt ein Zitat von Schopenhauer, wonach die Leidenschaft in der Liebe mit dem gleißenden Licht der Sonne vergleichbar ist. Wenn es in späteren Jahren matter wird, werden wir uns auf einmal des wundersamen, von Sternen übersäten Himmels bewusst, den die Sonne bis dahin verdunkelt oder verborgen hat. So hat mir das Verschwinden jugendlicher, manchmal tyrannischer Leidenschaften den Sternenhimmel und alle Wunder, am Leben zu sein, bewusst vor Augen geführt, Wunder, die ich vorher übersehen hatte. Ich bin über achtzig Jahre alt, und ich werde Ihnen etwas Unglaubliches erzählen: Ich habe mich nie besser gefühlt und war noch nie so im Frieden mit mir selbst wie jetzt. Ja, ich weiß, dass meine Existenz sich dem Ende nähert, aber das Ende war von Anfang an da. Inzwischen weiß ich die Freuden des klaren Bewusstseins zu schätzen, und ich habe das Glück, diese Freuden mit meiner Frau zu teilen, die ich schon fast mein ganzes Leben lang kenne.«

»Danke. Ich sage Ihnen noch einmal, wie wichtig es ist, wenn Sie so persönlich mit mir sprechen. Es ist komisch, aber während Sie geredet haben, fiel mir zufällig ein Traum ein, den ich Anfang dieser Woche hatte. Ich hatte ihn schon vergessen, aber er ist mir gerade wieder eingefallen, und ich sehe ihn jetzt klar vor mir. Ich ging eine verlassene Straße entlang, und irgendwie wusste ich, dass das letzte Lebewesen, das sie benutzt hatte, mein Hund war. Baloo. Dann sah ich Baloo am Straßenrand liegen, ging hinüber, beugte mich zu ihm und sah ihm direkt in die Augen. Und ich dachte: *Du und ich, wir beide sind Lebewesen,* und dann dachte ich: *Ich bin nicht besser als er.*«

»Und die Gefühle, die diesen Traum begleiten?«

»Zuerst war ich froh, meinen Hund wiederzusehen. Wissen Sie, Baloo ist drei Wochen, bevor wir in die Staaten reisten, gestorben. Er war sechzehn Jahre lang mein Begleiter, und es war sehr schwierig für mich, meine Traurigkeit zu überwinden. Ich freute mich umso mehr auf die Reise in die USA, da ich damit rechnete, dass sie mir über meine Trauer hinweghelfen könnte. Haben Sie einen Hund? Wenn nicht, werden Sie es nicht verstehen.«

»Nein, allerdings bin ich ein Katzennarr, und ich glaube, dass ich Ihre tiefe Trauer nachvollziehen kann.«

Sie zögerte und nickte, als wäre sie mit meiner Antwort zufrieden. »Ja, sie war sehr tief. Mein Mann sagt, zu tief. Er glaubt, dass ich eine übertriebene Bindung zu Baloo hatte und dass er ein Ersatzkind war. Ich glaube, ich habe Ihnen nicht erzählt, dass ich keine Kinder habe.«

»In dem Traum laufen Sie also auf derselben Straße, auf der

Ihr Hund Baloo Wochen zuvor unterwegs war, und dann sahen Sie ihm tief in die Augen und sagten: ›Wir beide sind Lebewesen, und ich bin nicht besser als du.‹ Was, glauben Sie, versucht dieser Traum zu vermitteln?«

»Ich weiß, was *Sie* glauben würden.«

»Sagen Sie es mir.«

»Dass ich weiß, dass ich wie Baloo auf der Straße laufe, die zum Tod führt.«

»Wie alle Lebewesen.«

»Ja, wie alle Lebewesen.«

»Und was glauben *Sie*?«

»Ich glaube, dass dieses ganze Gespräch für mich alles nur noch schlechter macht.«

»Indem Sie sich weniger wohlfühlen.«

»Noch ein paar heilsame Sitzungen wie diese, und der Notarzt muss mich nach Hause bringen.«

»Alle Symptome, die Sie gestern beschrieben haben – aus dem Leben getreten zu sein, isoliert zu sein, nicht vorhanden zu sein –, all das war dazu angetan, sich vor dem Schmerz zu schützen, der jedem Lebewesen innewohnt. Betrachten wir doch einmal, wie wir begonnen haben. Sie betraten mein Sprechzimmer mit Ihrem Foto ...«

»O nein, nicht das schon wieder!«

»Ich weiß, Sie haben mir verboten, es noch einmal anzusprechen, aber ich gehorche Ihnen nicht, denn es ist zu wichtig. Bitte hören Sie mir zu. Das alles wissen Sie schon. Ich erzähle Ihnen nichts, was Sie nicht schon wissen. Es ist nur einfacher, etwas abzuwehren, was von außen an Sie herangetragen wird, als etwas, was aus den Tiefen Ihres Selbst kommt. Ich glaube, dass ein Teil von Ihnen schon genau zu demselben Schluss gekommen ist, den ich Ihnen jetzt anbiete. Alles ist in diesem Traum enthalten, in dem Sie auf derselben Straße unterwegs sind wie Baloo. Mich berührt, dass Ihnen dieser Traum, der den Schlüssel zu unserem Puzzle liefert, ausgerechnet in dem Augenblick wieder eingefallen ist, als wir zum Ende kommen wollten. Und das Foto, das Sie mir ganz zu Anfang gaben, war ein Indiz für mich, in welche Richtung ich mit Ihnen gehen sollte.«

»Sie sagen, ich hätte das alles gewusst? Sie trauen mir aber viel zu, viel zu viel.«

»Das glaube ich nicht. Ich sympathisiere nur mit derjenigen Seite von Ihnen, in der die Weisheit wohnt.«

Wir beide sahen auf die Uhr. Wir hatten mehrere Minuten überzogen. Als Natascha aufstand und ihre Sachen einsammelte, sagte sie: »Darf ich Sie anmailen oder mit Ihnen skypen, falls ich noch Fragen habe?«

»Natürlich. Aber denken Sie daran: Ich werde immer älter. Warten Sie also nicht zu lange.«

4

DANKE SCHÖN, MOLLY

Vor ein paar Monaten war ich auf der Trauerfeier für Molly, meiner langjährigen Buchhalterin und meinem Mädchen für alles, die jahrzehntelang für mich gearbeitet hat. Molly war ein Geschenk Gottes, aber auch ein schmerzhafter Stachel in meinem Fleisch. Als ich 1980 ein einjähriges Sabbatical in Asien und Europa antrat, wo ich lebte und schrieb, engagierte ich sie zum ersten Mal, damit sie sich um meine Post und meine Rechnungen kümmerte. Nach meiner Rückkehr war Molly bald unzufrieden mit ihrer Nebenrolle und mischte sich nach und nach in alle meine Haushaltsgeschäfte ein. Bald managte sie unsere gesamten finanziellen Angelegenheiten und den Haushalt, bezahlte Rechnungen, kümmerte sich um die Korrespondenz und archivierte Unterlagen, Manuskripte und Verträge. Sie entließ unseren Gärtner und engagierte ihre eigene Mannschaft für den Garten und später ihr eigenes Team von Anstreichern, Reinigungskräften und Handwerkern. Wenn die anstehende Arbeit allerdings überschaubar war, ließ sie es sich nicht nehmen, sie selbst zu erledigen.

Sie war nicht zu bremsen. Eines Tages kam ich nach Hause, sah mehrere Lastwagen in unserer Auffahrt und Molly am Stamm einer riesigen Eiche stehen. Sie rief einem Mann dreißig Meter über ihr Anweisungen zu, welche Äste er absägen sollte. Ich war überrascht, dass sie nicht selbst in den Baum geklettert war. Sie behauptete steif und fest, dieses Projekt mit mir abgesprochen zu haben, aber ich war sicher, dass das nicht stimmte. Dies war der Tropfen, der das Fass zum Überlaufen brachte, ich entließ sie auf der Stelle, und das tat ich bei mindestens drei weiteren Gelegenheiten, aber sie ignorierte das einfach. Wann immer ich Einwände gegen ihr Honorar vorbrachte, erinnerte sie mich durchaus zu Recht an die vielen qualvollen Abende, die meine Frau und ich mit dem Bezahlen von Rechnungen und der Buchführung hatten zubringen müssen, bevor sie aufgetaucht war. Dann schlug sie mir vor, einfach ein paar Therapiestunden mehr im Monat einzuschieben, um sie zu bezahlen. Sie war überzeugt, unentbehrlich zu sein, und meine Kündigungen und Einwände wurden nie mit letzter Konsequenz vollzogen: Ich wusste ja, dass sie Recht hatte. Ihr Tod ging mir sehr nahe – sie hatte Bauchspeicheldrüsenkrebs gehabt –, und ich wusste, dass ich sie nie würde ersetzen können.

Mollys Trauerfeier fand an einem wunderschönen, sonnigen Nachmittag im großen Garten ihres Sohnes statt. Ich war überrascht, dort mehrere Kollegen vom Stanford Hospital zu sehen. Ich hatte keine Ahnung gehabt, dass sie ebenfalls Kunden von ihr gewesen waren, bis mir einfiel, dass Molly einen rigorosen Vertraulichkeitskodex einhielt, demzufolge sie sich standhaft weigerte, die Identität irgendeines ihrer Kunden preiszugeben. Als die Trauerfeier zu Ende war, stand ich sofort auf, weil ich Freunde vom Flughafen abholen wollte. Doch in dem Moment, in dem ich das Gatter zur Straße öffnete, hörte ich jemanden meinen Namen rufen und drehte mich um. Ich sah einen würdevollen älteren Herren auf mich zukommen, einen atemberaubenden, breitkrempigen Panamahut auf dem Kopf und in Begleitung einer außerordentlich hübschen Frau. Als er sah, dass ich ihn nicht sofort erkannte, stellte er sich vor: »Ich bin Alvin Cross, und das ist meine Frau Monica. Ich war vor einer halben Ewigkeit einmal bei Ihnen in Therapie.«

Ich hasse peinliche Situationen wie diese. Gesichter konnte

ich mir noch nie gut merken, und mit zunehmendem Alter wird es nicht besser. Gleichzeitig hatte ich das Gefühl, dass es diesen früheren Patienten befremden könnte, wenn ich mich nicht mehr an ihn erinnerte, und so spielte ich auf Zeit und hoffte, dass sich die eine oder andere Erinnerung doch noch einstellen würde. »Alvin, wie schön, Sie zu sehen. Und es freut mich, Sie kennen zu lernen, Monica.«

»Irv Yalom«, strahlte sie, »die Freude ist ganz meinerseits. Al hat mir so viel von Ihnen erzählt. Ich glaube, wir haben unsere Beziehung, unsere Ehe und unsere zwei wunderbaren Kinder tatsächlich Ihnen zu verdanken.«

»Das höre ich gern. Verzeihen Sie, Alvin, dass mein Erinnerungsvermögen so schwerfällig arbeitet, aber in ein paar Minuten fällt mir bestimmt wieder alles zu unserer gemeinsamen Zeit ein – so ist das nun leider in meinem Alter.«

»Damals war ich Radiologe im Stanford Hospital – was ich übrigens auch heute noch bin –, und ich hatte Sie kurz nach dem Tod meines Bruders konsultiert«, versuchte Alvin meiner Erinnerung auf die Sprünge zu helfen.

»Ah, ja, ja«, log ich, »jetzt erinnere ich mich wieder. Ich würde mich wirklich gern einmal ausgiebig mit Ihnen unterhalten und mich über Ihr Leben nach der Therapie auf den neuesten Stand bringen. Aber jetzt muss ich leider los. Ich will ein paar Freunde vom Flughafen abholen. Was halten Sie davon, wenn wir uns gegen Ende dieser Woche auf einen Kaffee treffen?«

»Sehr gern.«

»Sie sind noch immer in Stanford?«

»Ja.« Er zog seine Visitenkarte aus der Brieftasche und gab sie mir.

»Vielen Dank. Ich rufe Sie morgen an«, sagte ich und machte mich, beschämt über meine Erinnerungslücken, eilig davon.

Später am selben Abend ging ich in mein Archiv und suchte

die Aufzeichnungen über Alvin heraus. Während ich mich durch die Patientenakten wühlte, dachte ich an die vielen bewegenden, oft erbaulichen, manchmal tragischen Geschichten, die in diesen Mappen enthalten waren. Jede einzelne rief mir das fesselnde Zwei-Personen-Drama in Erinnerung, in dem ich mitgewirkt hatte, und ich hatte Mühe, mich von diesen alten, vergessenen Begegnungen loszureißen und sie nicht noch einmal aufleben zu lassen.

Ich fand die Akte von Alvin Cross in meiner Ablage von 1982. Obwohl ich ihn nur zwölf Stunden lang behandelt hatte, war es ein dicker Vorgang. Damals, in den Tagen vor Erfindung des Computers, hatte ich mir den Luxus einer persönlichen Sekretärin geleistet und lange, detaillierte Anmerkungen zu jeder Sitzung diktiert. Ich schlug Alvins Akte auf und begann zu lesen. Und nach ein paar Minuten stellte sich ruck, zuck! die Erinnerung wieder ein.

Alvin Cross, Radiologe im Stanford Hospital, hatte angerufen und um eine Konsultation wegen irgendwelcher persönlicher Probleme gebeten. Viele Ärzte im Stanford, die zu mir zur Therapie kamen, achteten darauf, entweder sehr pünktlich zu erscheinen oder sogar ein paar Minuten zu spät. Dann schlichen sie klammheimlich in mein Sprechzimmer im Stanford Hospital, damit sie nur ja niemand dabei ertappte, dass sie einen Psychiater aufsuchten. Nicht so Dr. Cross, der lässig im Warteraum des Krankenhauses saß und in einer Illustrierten blätterte. Als ich auf ihn zuging und mich vorstellte, schüttelte er mir mit festem Griff die Hand, schlenderte ruhig und selbstbewusst in mein Sprechzimmer und nahm aufrecht auf seinem Stuhl Platz.

Ich begann so, wie ich die erste Sitzung üblicherweise immer beginne, und legte alle mir vorliegenden Informationen auf den Tisch. »Alles, was ich von Ihnen weiß, Dr. Cross, habe ich aus unserem Telefongespräch. Sie sind Arzt im Stanford Hospital, Sie haben in der Großen Fallkonferenz mein aktuelles Referat zu meiner psychotherapeutischen Arbeit mit Patientinnen gehört, die an Brustkrebs gestorben sind, und Sie glauben, dass ich Ihnen vielleicht helfen könnte.«

»Ja, das ist richtig. Sie haben einen erfrischenden, ungewöhnlichen Vortrag gehalten. Ich nehme schon seit Jahren regelmäßig an Fallkonferenzen teil, und das war die erste, in der es um menschliche Gefühle ging, und das ohne Dias, Daten oder pathologische Befunde.«

Mein erster Eindruck von Alvin Cross war der eines kultivierten, attraktiven Mannes in den Dreißigern mit gut geschnittenen Gesichtszügen, leicht ergrauten Schläfen und selbstsicherer Sprechweise. Er und ich trugen die gleiche Uniform, weiße Arztkittel mit dem dunkelblauen kursiven Namenszug, der auf die linke Brusttasche aufgestickt war.

»Dann erzählen Sie mir: Was habe ich auf der Fallkonferenz gesagt, das Sie auf die Idee brachte, ich könnte Ihnen eine Hilfe sein?«

»Mir schien, dass Sie ein weiches Herz für Ihre Patienten haben«, begann er. »Und aufgerüttelt hat mich Ihr Bericht über einen Onkologen, der Ihrer Patientin ohne jede Gefühlsregung die Resultate ihrer Röntgenaufnahmen verkündete. Wie schockiert sie war, als sie erfahren musste, dass ihr Krebs Metastasen gebildet hatte, und wie verzweifelt sie sich an ihren Ehemann klammerte – ihr Entsetzen angesichts dieser Verkündung ihres Todesurteils.«

»Ja, ich erinnere mich. Aber erklären Sie mir bitte die Relevanz dessen für Sie und mich heute.«

»Nun, ich bin derjenige, der solche Todesurteile schreibt. Ich schreibe diese Berichte schon lange, schon seit fünf Jahren, aber seit Ihrem Vortrag hat sich mein Blick darauf verändert.«

»Wurde er persönlicher?«

»Ganz genau. Bei unserer Arbeit haben wir es nicht mit dem ganzen Patienten zu tun. Wir suchen nach Bereichen von Verkalkungen oder vergrößerten Knoten. *Wir suchen nach Anomalien, die wir unseren Studenten zeigen können – durch Raumforderungen verdrängte Organe, entkalzifizierte Knochen bei Myelomen, erweiterte Därme, eine akzessorische Milz.* Es geht immer nur um Teile, um Körperteile. Es geht nie um ganze Personen in ganzen Körpern. Aber jetzt denke ich darüber nach, was Patienten empfinden und wie ihre Mienen entgleisen, wenn Ärzte ihnen meine Röntgenberichte vorlesen, und das hat mich einigermaßen wachgerüttelt.«

»Ist dieser Sinneswandel neu? Seit meinem Vortrag?«

»O ja, sehr neu, und zum Teil seit Ihrem Vortrag. Sonst hätte ich all die Jahre in meiner Arbeit nicht funktionieren können. Ich weiß, dass Sie Ihre Röntgenbilder ganz bestimmt nicht von jemandem begutachten lassen wollten, der bei dem Gedanken ausflippt, wie Sie seinen Bericht aufnehmen könnten.«

»Ganz bestimmt nicht. Wie unterschiedlich unsere Fachgebiete doch sind, finden Sie nicht? Ich bemühe mich um Nähe; Sie bemühen sich darum, Distanz zu wahren.« Er nickte, und ich fuhr fort: »Aber Sie sagten, Ihr Sinneswandel hätte sich ›zum Teil‹ seit meinem Vortrag vollzogen. Irgendeine Idee, was sonst noch dafür verantwortlich war?«

»Mehr als nur eine Idee. Es war der Tod meines Bruders vor ein paar Monaten. Ein paar Wochen, bevor er starb, bat er mich, mir seine Aufnahmen anzusehen. Lungenkrebs. Starker Raucher.«

»Erzählen Sie mir von sich und Ihrem Bruder.« In meiner psychiatrischen Facharztausbildung wurde mir beigebracht, ein streng systematisiertes Interview durchzuführen, also mit dem berichteten Problem zu beginnen, anschließend nach einem Protokoll vorzugehen – die Vorgeschichte der aktuellen Krankheit, gefolgt von einer Exploration der Familie des Patienten, Ausbildung, Privatleben, sexuelle Entwicklung und beruflicher Werdegang – und schließlich zu den Feinheiten der psychiatrischen Untersuchung zu kommen. Aber ich hatte nicht die Absicht, irgendeinem Schema zu folgen; ich gehe schon seit Jahrzehnten nicht mehr so systematisch vor. Wie alle erfahrenen Therapeuten arbeite ich bei der Beschaffung von Informationen inzwischen wesentlich intuitiver. Mittlerweile vertraue ich meiner Intuition so sehr, dass ich vermutlich nicht mehr zum Lehrer für Neulinge tauge, die in den ersten Jahren methodische Richtlinien brauchen.

»Als mein Bruder Jason mich anrief und mich bat, mir seine Aufnahmen anzusehen«, erzählte Dr. Cross, »hörte ich seine Stimme seit mehr als fünfzehn Jahren zum ersten Mal. Wir hatten uns verkracht.« Er seufzte und sah mich an. Seine Lippen zitterten. Das überraschte mich. Zum ersten Mal registrierte ich leise Zeichen von Verletzlichkeit.

»Erzählen Sie mir davon.« Meine Stimme wurde weicher.

»Jason ist zwei Jahre jünger – *war* zwei Jahre jünger –, und ich glaube, er hatte einen schweren Stand wegen mir. Ich war das brave Kind, immer Klassenbester. Immer, wenn der arme Jason in eine neue Schule kam, stieß er auf Lehrer, die über mich sprachen und von ihm erwarteten, dass er mir nacheiferte. Letztendlich beschloss er, nicht mit mir zu konkurrieren, und klinkte sich aus. In der Highschool nahm er nur selten ein Lehrbuch zur Hand und beschäftigte sich dafür umso intensiver mit Drogen. Vielleicht *konnte* er auch nicht konkurrieren. Ich glaube nicht, dass er allzu schlau war. Gegen Ende der Abschlussklasse ließ er sich mit einem Mädchen ein, das schließlich seine Zukunft bestimmen sollte. Sie war auch ein Junkie, sah auf billige Art gut aus, war aber intellektuell eher beschränkt. Ihr erklärtes Berufsziel war Nagelpflegerin. Bald verlobten sie sich, und dann brachte er sie eines Abends zum Abendessen mit nach Hause. Eine Katastrophe biblischen Ausmaßes! Ich sehe die Szene noch vor mir: die beiden, ungewaschen und abgerissen wie sie waren, knutschten ungeniert die ganze Zeit vor aller Augen. Meine Eltern und Großeltern waren entsetzt und angewidert. Ich, ehrlich gesagt, auch. Alle in der Familie lehnten seine Freundin rundweg ab, aber niemand sagte etwas, weil jeder wusste, dass Jason ohnehin genau das Gegenteil davon tun würde. Also betrauten meine Eltern mich mit der Aufgabe, meinen Bruder vor ihr zu warnen. Ich musste ihnen auch versprechen, ihm nicht zu verraten, dass sie mich um Intervention gebeten hatten. Ich führte mit Jason ein langes Gespräch unter Brüdern, in dem ich alles zur Sprache brachte. Ich sagte ihm, dass eine Eheschließung eine folgenschwere Entscheidung sei, dass er irgendwann von einer Ehefrau mehr erwarten würde – viel mehr –, dass sie ihn ins Verderben stürzen würde. Als wir am nächsten Morgen aufwachten, stellten wir fest, dass er fort war, und mit ihm das ganze Geld und Silber, das wir im Haus hatten. Er hat mit keinem von uns jemals wieder gesprochen.«

»Die Familie hat Sie in Bedrängnis gebracht. In einer solchen Situation kann man nur alles falsch machen, egal, was man tut. Gibt es noch weitere Geschwister?«

»Nein, nur uns beide. Im Rückblick glaube ich, dass ich vielleicht ein besserer großer Bruder hätte sein können, dass ich schon vor Jahren ernsthafter hätte versuchen müssen, mit Jason Kontakt aufzunehmen.«

»Merken wir uns das für später vor. Erzählen Sie mir zunächst einmal, wie es mit Ihrem Bruder weiterging, nachdem er verschwunden war.«

»Er war einfach weg. Von da an bekamen wir nur tröpfchenweise Informationen von irgendwelchen Leuten, die ihn kannten. Er arbeitete am Bau und befasste sich später mit Natursteinmauern. Anscheinend stellte er sich dabei recht geschickt an, schließlich spezialisierte er sich auf offene Kamine und Steinmauern. Konsumierte weiterhin Drogen. Vor ein paar Monaten kam dann der Anruf: ›Alvin, hier spricht Jason. Ich habe

Lungenkrebs. Könntest du dir meine Röntgenbilder ansehen? Mein Arzt hat nichts dagegen, wenn du sie dir ansiehst.‹ Natürlich sagte ich zu, und er gab mir den Namen seines Arztes. Ich versprach, noch am selben Tag bei ihm anzurufen. Ich fand heraus, dass Jason in North Carolina lebte, und fragte ihn, ob ich ihn besuchen könnte. Nach einer Pause, die so lang war, dass ich schon glaubte, er hätte aufgelegt, war er einverstanden.«

Ich betrachtete Dr. Cross. Er sah so angespannt und so traurig aus, dass ich überlegte, ob ich ihm in zu kurzer Zeit vielleicht zu viel zugemutet hatte. Wir hatten uns kaum richtig begrüßt, als wir schon in tiefes und sehr dunkles Wasser gesprungen waren. Ich gönnte ihm eine Verschnaufpause, während der ich reflektierte, was bis zu diesem Punkt zwischen uns geschehen war.

»Wie ich Ihnen schon am Telefon gesagt habe, möchte ich, dass wir im heutigen Gespräch herausfinden, ob es Sinn macht, eine Therapie zu beginnen. Waren Sie schon einmal in Therapie?«

Er schüttelte den Kopf. »Nein, in dieser Beziehung bin ich noch Jungfrau.«

»Nun, Dr. Cross, dann erzählen Sie mir …«

»Wenn es Ihnen nichts ausmacht, können Sie mich Alvin nennen.«

»Gern. Und ich bin Irv. Dann erzählen Sie mir, Alvin, was für ein Gefühl haben Sie bis jetzt? Mir scheint, als hätten wir ziemlich schnell ziemlich starke Gefühle angesprochen. Vielleicht zu schnell?«

Er schüttelte den Kopf: »Ganz und gar nicht.«

»Sind wir noch auf dem richtigen Weg? Ist es das, was Sie zu besprechen gehofft hatten?«

»Meine Reaktion auf Jasons Tod ist genau das Thema, über das ich sprechen wollte. Ich bin nur überrascht – angenehm überrascht –, dass wir schon mittendrin sind.«

»Irgendwelche Fragen an mich bis jetzt?«, erkundigte ich mich, denn mir lag daran, einen freien Gedankenaustausch zu etablieren.

Er schien verwirrt und schüttelte dann den Kopf: »Nein. Ich würde jetzt am liebsten mit dieser Geschichte fortfahren. Ich muss es endlich loswerden.«

»Ich bitte darum.«

»Nun, nach Jasons Anruf stieg ich in ein Flugzeug nach North Carolina. In Raleigh fuhr ich zunächst zu seinem Arzt und sah mir die Bilder an. Jasons Tumor war tödlich. Der Krebs hatte seinen linken Lungenflügel infiltriert und war bis zu den Rippen, zur Wirbelsäule und ins Gehirn metastasiert. Es gab keine Hoffnung. Dann fuhr ich eine Stunde lang auf der Autobahn und anschließend drei Meilen über eine unbefestigte Straße zu einem heruntergekommenen Haus, eigentlich eher eine Hütte, in dem allerdings ein ziemlich beeindruckender Natursteinkamin stand, den er eigenhändig gebaut hatte. Jasons Anblick entsetzte mich. Sein Krebs hatte ganze Arbeit geleistet und meinen jüngeren Bruder in einen alten Mann verwandelt. Jason war vollkommen ausgemergelt. Sein Körper war zusammengesunken und sein Gesicht fahl und glanzlos. Und er rauchte Kette. Marihuana. Als ich ihm sagte, dass mir der Rauch auf die Nerven ging, schwenkte er auf Tabak um. ›Nicht gerade die beste Idee bei Lungenkrebs‹, hätte ich am liebsten angemerkt, aber ich hielt den Mund. Ich hatte ja die Bilder gesehen und wusste, dass das auch nichts mehr ändern würde. Da saß ich nun und sah zu, wie mein verkrebster kleiner Bruder Kette rauchte. Ein paarmal begegneten sich unsere Blicke, wenn er sich wieder eine ansteckte. Ich bin sicher, dass ich Trotz in seinen Augen sah. Diese Szene werde ich nie vergessen.«

»Das erinnert mich ein wenig an das Dilemma, in dem Sie vor Jahren steckten, als Sie seine Partnerwahl so vehement missbilligten. Egal, was man macht, es ist immer das Falsche.«

»Ich hatte denselben Gedanken. Weiterrauchen war verrückt, aber auch ich wäre verrückt gewesen, wenn ich ihn darauf angesprochen hätte. Und ganz bestimmt war es damals falsch gewesen, ihm zu sagen, was ich von seiner Verlobten hielt, selbst wenn sich meine Vorhersage nachträglich als richtig herausgestellt hatte. Ich mag es gar nicht zugeben, aber für mich war es fast eine Genugtuung, als er mir erzählte, dass seine Frau ein paar Jahre zuvor mit der gemeinsamen kleinen Tochter abgehauen war und das ganze Geld mitgenommen hatte, das sie im Haus gehabt hatten. Er hat nie wieder etwas von ihr gehört. Ich vermute fast, dass sie Gras angebaut und vertickt haben.«

»Und wie ging es danach zwischen Ihnen und ihm weiter?«

»Ich hatte noch eine letzte Chance, mich als guter Bruder zu erweisen. Ich tat mein Bestes. Ich fragte, was man ihm zu seinem Zustand gesagt hatte. Sein Arzt war ehrlich zu ihm gewesen – hatte ihm gesagt, dass eine Behandlung wenig ausrichten würde und dass er, statistisch gesehen, eine Lebenserwartung von ein paar Monaten hätte. Schweren Herzens bestätigte ich die Diagnose des Arztes und dessen aussichtslose Prognose. Ich bot ihm medizinischen Rat für seine Schmerztherapie an. Ich sagte ihm, dass er nicht alleine sei, dass ich für ihn da wäre. Ich wollte ihn in den Arm nehmen, aber die lange Zeitspanne ließ sich einfach nicht überbrücken. Ich bot ihm Geld an, auch wenn mir nicht wohl dabei war, da er es ohnehin nur für Drogen ausgeben würde. Trotzdem ließ ich dreihundert Dollar auf dem Küchentisch liegen, bevor ich aus dem Haus ging. Vielleicht war er mir dankbar dafür, aber er hat mich nie darauf angesprochen. Ich wusste nicht, was ich sonst noch hätte machen können. Davon, zu mir nach Kalifornien zu kommen – ein Angebot, das ich ihm nur halbherzig machte –, wollte er nichts wissen. Und von einer Chemo oder einer anderen Behandlung, die den Krebs vielleicht ein wenig gebremst oder ihm ein bisschen Linderung verschafft hätte, wollte er auch nichts wissen. ›Das bringt ja doch nichts, und es ist mir auch scheißegal‹, sagte er. Ich habe alles versucht, mich mit ihm über unsere Familie und unser früheres gemeinsames Familienleben zu unterhalten, aber er meinte nur, dass er das alles vergessen wollte. Nun, Irv, vielleicht hätten Sie gewusst, was man sonst noch hätte sagen können. Ich war jedenfalls mit meinem Latein am Ende. Als wir uns voneinander verabschiedeten, wollten wir in Kontakt bleiben, aber er hatte kein Telefon. Er sagte, er wollte mich vom Telefon seines Nachbarn aus anrufen.«

»Und hat er es getan?«

»Kein einziges Mal. Und ich konnte ihn nicht erreichen. Vor ein paar Wochen bekam ich dann von einem Krankenhaus in North Carolina die Nachricht, dass er gestorben sei. Daraufhin flog ich noch einmal Richtung Osten und habe ihn in unserem Familiengrab beerdigt.«

»Wie war das für Sie?«

»Einsam. Nur eine ältere Tante und ein Onkel waren da und ein paar Cousins und Cousinen, die ihn kaum gekannt hatten. Meine Eltern sind vor zehn Jahren bei einem Frontalzusammenstoß mit dem Auto ums Leben gekommen. Auf Jasons Beerdigung dachte ich dauernd daran, dass es besser war, dass meine Familie nicht mehr lebte und das nicht mehr miterleben musste. Was für ein trauriges, vergeudetes Leben.«

»Und das war der Zeitpunkt, an dem sich Ihre Einstellung zu Ihrer Arbeit verändert hat?«

»Ja, ziemlich bald danach. Mir graute einfach davor, wieder zur Arbeit zu gehen, Röntgenbilder zu begutachten und Berichte zu schreiben, in denen ich die Patienten darüber informiere, dass sie sterben werden. Bei der Arbeit erinnerte mich alles an Jason, und die Thoraxbilder ganz besonders.«

Ich ging kurz in mich. Es schien alles ziemlich eindeutig: Ein gut funktionierender Mann wird vom Tod seines Bruders traumatisiert, von Todesangst überwältigt und bei seiner täglichen Arbeit durch die ständige Berührung mit dem Tod immer wieder von Neuem traumatisiert. Ich war ziemlich sicher, dass ich verstand, was vor sich ging, und ich wusste genau, wie ich ihm helfen konnte. Als unsere Stunde sich dem Ende zuneigte, sagte ich ihm, dass ich glaubte, ihm helfen zu können, und schlug ihm eine Sitzung pro Woche vor. Er schien erleichtert, so, als hätte er gerade eine Prüfung bestanden.

In der folgenden Sitzung erhielt ich ein paar Hintergrundinformationen. Sein Vater war Hausarzt in einer ländlichen Gegend in Virginia gewesen, und seine Mutter hatte in der im Wohnhaus untergebrachten Praxis als Krankenschwester mitgearbeitet. Alvin hatte zunächst die vormedizinische Ausbildung an der University of Virginia zielstrebig durchgezogen, dann in New York Medizin studiert und seinen Facharzt für Radiologie in Kalifornien gemacht. Er war Single, er hatte viele Beziehungen zu Frauen gehabt, aber keine dauerhafte. Und seit Jasons Anruf war er überhaupt mit keiner Frau mehr ausgegangen.

Ich bat ihn, mir einen typischen, aktuellen Vierundzwanzigstundentag zu schildern und mit dem Zubettgehen zu beginnen. Die Übung erwies sich bei Alvin als besonders aufschlussreich, denn ich erfuhr, wie wenig menschliche Nähe in seinem Leben stattfand. Obwohl er während des Arbeitstages viel mit Studenten und Kollegen zu tun hatte, pflegte er darüber hinaus kaum menschliche Kontakte. Die Wochenenden verbrachte er allein, normalerweise beim Kajakfahren, und fast alle seine Mahlzeiten waren Solo-Veranstaltungen: Frühstück und Mittagessen in der Cafeteria des Krankenhauses und zum Abendessen Take-away-Gerichte für zu Hause oder eine schnelle Mahlzeit an der Theke irgendeines Restaurants, meistens einer Sushi- oder Oyster-Bar. Seine Kollegen hatten ihre Versuche längst aufgegeben, ihn mit Frauen zu verkuppeln, und betrachteten ihn inzwischen als überzeugten Junggesellen. Ein paar Ehefrauen in der Fakultät hatten Anstalten gemacht, ihn zu einer Art Familienonkel umzufunktionieren, und ihn in die Ferien oder zum Abendessen bei Familienfesten eingeladen. Er hatte keine Kumpel oder sonstige Vertraute, und obwohl er sich über einen Mangel an Verabredungen nicht beklagen konnte – in jenen Zeiten vor dem Internet ergaben sich die meisten aus Kontaktanzeigen in Tageszeitungen –, verliefen die Bekanntschaften regelmäßig nach ein, zwei Tagen im Sand. Natürlich stellte ich Fragen zu diesen schnellen Trennungen, aber er gab mir nie eine klare Antwort, und noch seltsamer war es, dass es ihn auch nicht besonders zu interessieren schien. Auch diesen Punkt merkte ich mir für eine spätere Exploration vor.

Sein Schlaf war normalerweise gut, gewöhnlich sieben bis acht Stunden täglich. Obwohl er sich nur selten an Träume erinnerte, fiel ihm doch ein wiederkehrender Alptraum ein, der ihn im vergangenen Monat mehrmals heimgesucht hatte.

»Ich bin im Badezimmer. Ich schaue in den Spiegel, und plötzlich sehe ich einen großen schwarzen Vogel hereinschießen. Ich weiß weder, woher er gekommen ist, noch, wie er hereingekommen ist. Das Licht im Haus wird immer schwächer und erlischt schließlich ganz. Es ist stockdunkel. Ich habe Angst und renne durch andere Zimmer, aber ich höre und spüre die flatternden Flügel immer hinter mir. Und da wache ich auf, angsterfüllt, mit Herzklopfen und seltsamerweise mit einer elektrischen Erektion.« Die Sprachmelodie seiner Wortschöpfung entlockte ihm ein Grinsen.

Ich grinste zurück. »Elektrische Erektion?«

»Ja, wie elektrisch aufgeladen.«

»Was fällt Ihnen zu diesem Traum ein, Alvin? Lassen Sie Ihren Gedanken ein paar Minuten lang freien Lauf. Anders gesagt, versuchen Sie laut zu denken.«

»Das ist ziemlich offensichtlich. In dem Traum geht es um den Tod ... schwarzer Vogel ... *Der Rabe* von Poe, Raubvögel, Geier, die überfahrene Tiere fressen ... Ich hasse Geier und Bussarde. Früher bin ich mit Jason immer mit unserer .22er los und habe Jagd auf sie gemacht ... An die diversen Schießübungen erinnere ich mich noch ganz genau. Das haben wir oft gemacht. Und dann das Licht im Haus, das schwächer wurde ... Ich weiß, was das ist: Es ist das Leben, das allmählich erlischt. Ich habe eine Todesangst vor dem Tod.«

»Wie oft denken Sie darüber nach?«

»Seit Jason gestorben ist, fast jeden Tag. Davor fast nie. Als meine Eltern ums Leben kamen, brachen bei mir Todesgedanken und Ängste aus. Damals war ich schon in Stanford. Ich erinnere mich an den Anruf meiner Tante, als ob es gestern gewesen wäre. Ich hatte mir gerade ein Basketballmatch der Warriors gegen die Lakers im Fernsehen angeschaut.«

»Wie schrecklich, Ihre Eltern so plötzlich zu verlieren.«

»Es war ein solcher Schock, so plötzlich, so unerwartet. Die ersten zwei, drei Wochen tappte ich wie durch dichten Nebel. War viel zu schockiert für Tränen. Und doch, und das ist seltsam, kam ich nach einer Weile darüber hinweg und nahm mein bisheriges Leben viel problemloser wieder auf als jetzt nach Jasons Tod.«

»Irgendwelche Vermutungen, weshalb das so ist?«

»Ich glaube, zwischen mir und meinen Eltern gab es keine offenen Baustellen. Wir mochten einander sehr. Sie waren stolz auf mich, und ich war ein guter Sohn. Sie lebten ein erfülltes, sinnvolles Leben, waren allseits beliebt, führten eine wunderbare Ehe, und sie haben sich die Qualen des Alterns erspart. Wir hatten uns nichts vorzuwerfen. Es gibt nichts, was ich bedaure ...«

»Bei ›nichts, was ich bedaure‹ haben Sie kurz gezögert.«

»Ihnen entgeht nicht viel, was? Nun, ich glaube, es gibt schon etwas, was ich bedaure. Ich bedaure, dass meine Eltern zu früh gestorben sind, um meine Heirat und ihre Enkel noch zu erleben.«

»Das ist das erste Mal, dass Sie vom Heiraten und von Kindern sprechen. Ist das denn in Ihrer Lebensplanung vorgesehen?«

»Jedenfalls dachte ich das. Allerdings deutet nicht viel in diese Richtung.«

Auch diesen Kommentar merkte ich mir für später vor und ging zunächst dem drängenderen Thema seiner Trauer nach. »Es überrascht mich nicht, dass die Trauer um Jasons Tod Ihnen mehr zusetzt als die Trauer um Ihre Eltern. Es mag paradox klingen, aber oft betrauern wir den Verlust derjenigen Menschen weniger, mit denen wir erfüllte Beziehungen hatten, als den Verlust derjenigen, bei denen so viele Dinge unbefriedigend verlaufen sind, bei denen noch so vieles ungeklärt ist. Bei Jasons Tod war Ihre Beziehung zu ihm in einem rudimentären Zustand erstarrt und lässt sich nun nicht mehr bereinigen. Aber ich bitte Sie dringend: Gehen Sie nicht so streng mit sich ins Gericht. Jason hatte seine eigenen Dämonen, die ihn jagten, und die Tatsache, dass Sie kein guter älterer Bruder waren, ist nicht unbedingt alles, was Ihre Person ausmacht.«

»Sie meinen, dass auch Jason seine Rolle dabei gespielt hat?«

»Das gehört sicherlich dazu. Um ein guter älterer Bruder zu sein, bedarf es einer gewissen Kooperation des jüngeren Bruders. Aber ich freue mich, dass Sie diese letzte Chance bei Jason ergriffen haben. Sie haben ihm ja offenbar wirklich die Hand gereicht.«

Alvin nickte. »Ich habe alles getan, was ich konnte. Aber es war hart, die Hand nach ihm auszustrecken und keine Reaktion zu bekommen. Und auf seiner Beerdigung habe ich mich so allein gefühlt.«

»Gab es niemanden, mit dem Sie gemeinsam trauern konnten?«

»Nur diese paar Cousins und Cousinen väterlicherseits, aber zu denen hatte ich nie einen engen Kontakt. Die Eltern meiner Mutter starben früh, und an meine Tanten und Onkel kann ich mich kaum erinnern.«

Als ich nach dieser Sitzung meine Anmerkungen diktierte, ging ich noch einmal die Punkte durch, die ich mir für später vorgemerkt hatte: die Manifestation der Todesangst in Alvins Alptraum, seine Absicht zu heiraten, seine selbst auferlegte Isolation Männern wie auch Frauen gegenüber und seine fehlende Neugier, dem allen auf den Grund zu gehen. Und diese seltsame »elektrische Erektion« am Schluss des Alptraums mit dem schwarzen Vogel.

In der folgenden Sitzung sprach Alvin ausführlicher über seine Trauer über den Tod seiner Eltern. Er erinnerte sich, wie schockiert er gewesen war, als ihm bewusst wurde, dass er jetzt Waise war. Eine Zeit lang tröstete ihn der Gedanke, wieder nach Virginia zurückzugehen und die Praxis seines Vaters zu übernehmen, doch bald verwarf er diesen Vorsatz.

»Hätte ich das Leben meines Vaters in Virginia geführt, wäre ich mir wie begraben vorgekommen. Deshalb beschloss ich, in Kalifornien zu bleiben, aber meine Trauer raubte mir den Schlaf. Wochenlang war es schrecklich. Sobald ich das Licht ausmachte, begann mein Herz zu rasen, und ich wusste, dass ich auch in dieser Nacht wieder kein Auge zutun würde. So ging es jede Nacht.«

»Sie haben es natürlich mit Schlafmitteln versucht?«

»Ich habe alles versucht – sogar auf altbewährte Mittel zurückgegriffen wie Seconal, Chloralhydrat, Doriden und was es sonst noch gibt. Nichts hat geholfen.«

»Wie haben Sie es dann geschafft? Wie lange hat es gedauert?«

»Irgendwann …« Er zögerte eine ganze Weile, und dann wählte er seine Worte mit Bedacht: »Irgendwann habe ich es mir zur Gewohnheit gemacht, im Bett zu masturbieren. Das, äh … war das Einzige, was geholfen hat, und seitdem masturbiere ich jede Nacht. Das ist jetzt mein Schlafmittel.«

Alvin wurde rot und fühlte sich sichtlich unwohl, so dass ich ihm eine Verschnaufpause gönnte und wieder auf den Prozess zurückkam, darauf, was zwischen uns passierte. »Ich sehe Ihnen an, wie unangenehm es Ihnen ist, darüber zu sprechen.«

»›Unangenehm‹ ist ausgesprochen milde ausgedrückt. Ich würde es eher als *astronomische Verlegenheit* bezeichnen. Darüber habe ich noch mit niemandem gesprochen.«

»Und ich möchte Ihnen sagen, dass mich Ihr Vertrauen sehr berührt. Aber ich denke, es ist wirklich wichtig, Ihre Verlegenheit etwas genauer zu analysieren. Wissen Sie, Verlegenheit tritt niemals isoliert auf. Dazu braucht es immer mindestens eine zweite Person – in diesem Fall mich. Ich glaube, Ihre Verlegenheit rührt von Ihrer Erwartung her, wie ich Ihre Enthüllung wohl aufnehme und welche Meinung ich mir über Sie bilde.«

Alvin nickte.

»Können Sie dieses Nicken näher ausführen?«

»Das ist nicht so einfach. Ich dachte, dass Sie mich für bizarr halten – für ein kleines Kind, das in der Nacht am Daumen lutscht, ein Fiesling, der seiner Familie Schande bereitet. Ja, ein Fiesling, das kommt am ehesten hin. Und dass Sie mich für abstoßend halten. Und dass Sie dann sagen: ›Kein Wunder, dass du dich nicht mit Frauen abgibst; schließlich holst du dir jede Nacht einen runter.‹«

»Ach was, Alvin. An so etwas habe ich nicht im Entferntesten gedacht. Ich habe mir kein Urteil gebildet. Ich war vollkommen darauf konzentriert, das alles nachzuvollziehen. Mir schwirrten alle möglichen Gedanken durch den Kopf. Ich dachte daran, wie Ihr Herz klopfte, als Sie nach dem Tod Ihrer Eltern nachts das Licht löschten, und meine Gedanken schweiften zum Zusammenhang zwischen Schlaf und Tod. Ich weiß, dass viele Menschen glauben, der Schlaf, also der Verlust des Bewusstseins, sei ein kleiner Vorgeschmack auf den Tod. Wussten Sie, dass in der griechischen Mythologie Thanatos und Hypnos – der Tod und der Schlaf – Zwillingsbrüder sind?«

Alvin lauschte gespannt. »Nein. Das wusste ich nicht. Interessant.«

»Und«, fuhr ich fort, »Ihre Bemerkung, dass Sie jetzt Waise sind, ist sehr wichtig. Viele, die ihre Eltern verloren haben, sagen das auch. Und ich weiß, dass ich genau denselben Gedanken hatte, als meine Mutter starb, zehn Jahre nach meinem Vater. Wenn Eltern sterben, fühlen wir uns immer verwundbar, denn wir beschäftigen uns nicht nur mit dem Verlust, sondern werden auch mit unserem eigenen Tod konfrontiert. Wenn wir Waisen werden, gibt es niemanden mehr zwischen uns und dem Grab. Deshalb bin ich nicht überrascht, dass Sie sich nach dem Tod Ihrer gesamten Familie ungeschützt fühlen, sich vor dem Tod fürchten und anfälliger für Todesängste sind.«

»Sie sagen hier eine ganze Menge. Sie glauben, dass mein Herz, nachdem ich das Licht ausgeschaltet habe, deshalb so stark klopfte, weil ich Todesangst hatte?«

»So ist es. Erinnern Sie sich, wie das Licht in Ihrem Alptraum mit dem schwarzen Vogel immer schwächer wurde? Das Vorhandensein von Dunkelheit schafft die Voraussetzung dafür, sich des eigenen Todes bewusst zu werden. Und ich will Ihnen noch etwas sagen, was mir in Zusammenhang mit einem anderen Teil des Puzzles im Kopf herumging – Ihre sexuelle Erregung.« Ich wusste, das war viel zu viel auf einmal, aber nachdem ich einmal begonnen hatte, konnte ich mich nicht mehr bremsen. »Ich halte Sex für den Antagonisten des Todes schlechthin. Ist der Orgasmus nicht der primäre Lebensfunke? Ich weiß von vielen Beispielen, in denen sexuelle Gefühle entstehen, um Todesängste zu neutralisieren. Dieser Schutzmechanismus hat, wie ich glaube, zu dieser ›elektrischen Erektion‹ am Ende Ihres Alptraums geführt und erklärt, dass Sie die Masturbation dazu benutzen, um sich zu besänftigen und die Todesangst zu bannen, um einschlafen zu können.«

»Das sind alles neue Gedanken für mich, Irv. Ein bisschen zu viel, um alles auf einmal zu verdauen.«

»Und das erwarte ich auch nicht von Ihnen. Es ist wichtig, dass wir immer wieder darauf zurückkommen. In meinem Fach nennen wir so etwas ›durcharbeiten‹.«

In den folgenden Sitzungen fuhr ich fort, seine Besorgnis über den Tod unumwunden anzusprechen. Ich führte eine ausführliche »Todesanamnese« durch, in welcher Alvin über alle seine frühen Erinnerungen sprach, die mit dem Tod zu tun hatten. So fragte ich ihn beispielsweise, wann er zum ersten Mal verstanden hatte, was »Tod« wirklich bedeutete.

Er dachte lange nach. »Ich war etwa fünf oder sechs, glaube ich, als Max, unser Collie, von einem Auto überfahren wurde. Ich weiß noch, dass ich weinte und in die Praxis meines Vaters rannte, die im vordersten Zimmer unseres Hauses lag. Mein Vater packte seine schwarze Tasche, lief hinaus, beugte sich zu Max, der am Straßenrand lag, und untersuchte ihn. Dann schüttelte mein Vater den Kopf und sagte, dass er nichts mehr machen könne. Da habe ich es kapiert. Ich verstand, dass der Tod nicht geheilt werden kann. Nicht einmal von meinem Vater, der fast alles heilen konnte.

Ein andermal, ein paar Jahre später, ich glaube, es war in der siebten Klasse, sagte unsere Lehrerin Mrs. Thurston zu uns, dass Ralph, einer meiner Klassenkameraden – so alt wie ich, ein Junge wie ich –, an Kinderlähmung gestorben war. Auch heute noch sehe ich Ralphs Gesicht klar vor mir, seine großen Ohren, seine widerspenstigen Haare, die ihm immer wie in Habtachtstellung vom Kopf abstanden, leuchtende braune Augen, die aus dem Staunen nicht herauskamen. Aber das Komische ist: Ich war mit Ralph nicht einmal befreundet. Außerhalb der Schule war ich nie mit ihm zusammen. Er wohnte weit weg, und seine Mutter fuhr ihn immer mit dem Auto zur Schule. Ich dagegen ging immer mit mehreren anderen Klassenkameraden zu Fuß. Und mit diesen Jungs habe ich auch immer gespielt. Aber es ist Ralphs Gesicht, das ich sehe. Die Gesichter der anderen sehe ich nicht.«

»Interessant«, sagte ich. »Ich vermute, dass sich Ralphs Gesicht Ihnen deshalb so stark eingeprägt hat, weil es mit irgendwelchen starken, unterschwelligen Gedanken zum Tod verbunden ist.«

Alvin nickte. »Schwierig, dagegen zu argumentieren. Bestimmt ist es so. In der Sonntagsschule haben die Erwachsenen vom Himmel gesprochen, und ich weiß noch, dass ich Dad danach fragte. Er hat den Gedanken abgetan. Ihn als Märchen bezeichnet. Er war Materialist – wie die meisten Ärzte, glaube ich. Er vertrat die Ansicht, dass auch der Geist stirbt, wenn das Gehirn stirbt, und mit ihm jedes Bewusstsein, jede Wahrnehmung, einfach alles. Tod bedeutet nichts anderes als: ›Licht aus.‹ Sehen Sie das auch so?«

Ich nickte: »Ich sehe das wie Ihr Vater: Ich kann mir kein körperloses Bewusstsein vorstellen.«

Wir saßen uns eine Weile schweigend gegenüber. Die Stimmung war gut. Ich fühlte mich Alvin nahe. »Was hat die Antwort Ihres Vaters bei Ihnen bewirkt? Hat sie Ihre Angst vor dem Tod verringert?«

»Nein, sie war kein Trost. Die Vorstellung, dass alles ein Ende hat oder wenigstens für mich ein Ende hat, war etwas, was mir nicht in den Kopf wollte.«

Alvin und ich arbeiteten uns während mehrerer Sitzungen durch diese Themen. Wir betrachteten sie aus verschiedenen Blickwinkeln, berücksichtigten zusätzliche bestätigende Erinnerungen, explorierten neue, relevante Träume und verfestigten das Erreichte. Doch irgendwann ging die Therapie immer zäher voran. Für mich gehört es zu einer gelingenden Therapie, wenn die Patienten in jeder Sitzung Risiken eingehen. Doch Alvin ging keine weiteren Risiken mehr ein, und wir betraten kein Neuland mehr. Und wie auf Kommando begann Alvin, das, was wir machten, in Frage zu stellen.

»Ihr Ansatz ist mir ein Rätsel. Ich verliere den Überblick, in welche Richtung genau wir uns bewegen. Versuchen wir meine Todesangst in den Griff zu bekommen? Haben wir letztendlich nicht alle Angst vor dem Tod? Sie etwa nicht?«

»Natürlich habe ich Angst davor. Die Angst vor dem Tod ist in jedem von uns fest verankert. Sie ermöglicht es uns, zu überleben. Diejenigen, die diese Eigenschaft nicht besitzen, wurden schon vor Urzeiten aus dem Rennen geworfen. Also, nein, ich ziele nicht darauf ab, die Angst zu beseitigen, aber bei Ihnen, Alvin, hat sich die Angst in etwas Größeres verwandelt, in einen Schrecken, der Sie in Ihren wiederkehrenden Alpträumen heimsucht und in Ihre tägliche Arbeit eindringt. Habe ich Recht?«

»Nun, nicht ganz. Ich stelle fest, dass ich mich schon ein bisschen ändere. Vielleicht geht es mir besser. Keine Alpträume mehr. Bei der Arbeit geht es mir jetzt gut; ich denke kaum noch an Jason. Was kommt also als Nächstes? Ich frage mich, ob wir nicht allmählich zu einem Ende kommen können?«

Diese Frage stellt sich oft während der Therapie, wenn die Symptome nachlassen und die Patienten ihr früheres Gleichgewicht wiederfinden. Ist es wirklich Zeit, aufzuhören? Genügt es, schlicht und einfach die Symptome zu eliminieren? Oder sollten wir uns mehr vornehmen? Sollten wir nicht versuchen, den verborgenen Charakter und die Lebensweise des Patienten zu ändern, die die Symptome letztendlich hervorgerufen haben? Ich versuchte, Alvin so taktvoll und behutsam wie möglich zu einer weiteren Exploration zu bewegen: »Letztendlich bleibt es Ihre Entscheidung, Alvin, ob Sie die Therapie für abgeschlossen halten und beenden wollen. Aber ich meine, wir sollten uns trotzdem näher mit dem befassen, was genau Ihnen geholfen hat, dass es Ihnen jetzt besser geht. Wenn wir die hilfreichen Faktoren identifizieren können, werden Sie später vielleicht in der Lage sein, auf sie zurückzugreifen.«

»Was geholfen hat? Schwierige Frage. Bestimmt war in den Gesprächen mit Ihnen etwas Hilfreiches dabei. Aber was genau? Da könnte ich nur raten. Vielleicht, dass ich einfach etwas loswerden konnte, etwas zum ersten Mal erzählt habe. Ganz bestimmt hat mir geholfen, dass ich wusste, dass Sie ernsthaftes Interesse zeigten. Seit mein Vater gestorben ist, hatte ich dieses Gefühl jedenfalls bei niemandem mehr gehabt.«

»Ja, das habe ich gespürt. Und ich bin der Meinung, dass Sie ein paar wirkliche Risiken eingegangen sind und unsere gemeinsame Zeit gut genutzt haben.«

So weit, so gut, dachte ich und wagte mich dann weiter vor.

»Aber ich denke, dass wir jetzt so weit sind, mehr zu tun. Ich halte es für wichtig, zu erforschen, weshalb Sie sich Ihr Leben so und nicht anders eingerichtet haben. Sie besitzen soziale Kompetenz, Sie fühlen sich allem Anschein nach wohl in Ihrer Haut, und Sie sagen, dass Sie von der Vertrautheit mit mir profitieren. Meine Frage ist also, weshalb Sie vor einer möglichen Vertrautheit mit anderen zurückschrecken. Was haben Sie davon, in einer solchen Isolation zu leben?«

Alvin wollte sich offensichtlich nicht auf meine Fragen einlassen und schüttelte den Kopf, während ich sprach. »Sehen Sie, es gibt ein Kontinuum vom Privaten zum Öffentlichen. Manche Leute sind von Natur aus extrovertiert, und manche ziehen es einfach vor, privat zu bleiben. Vermutlich bin ich einfach nur am ›privaten‹ Ende des Kontinuums. Ich bin *gern* allein.«

Da hatten wir es: Um den therapeutischen Fachjargon zu bemühen, war *Widerstand* ins Spiel gekommen. Ich ließ nicht locker, obwohl ich wusste, dass er auf seinem Standpunkt beharren würde.

»Aber erst vor ein paar Minuten haben Sie davon gesprochen, wie beruhigend es für Sie sei, vertrauliche Gespräche mit mir zu führen und festzustellen, dass ich an Ihnen interessiert bin.«

»Das stimmt, aber das brauche ich nicht ständig.«

Die Stunde neigte sich ihrem Ende zu, und als wir uns trennten, sagte Alvin: »Ich glaube nicht, dass wir noch irgendetwas erreichen.«

Als ich über unsere Sitzung nachdachte, staunte ich, wie schnell sich das Blatt gewendet hatte. Bis zu dieser Sitzung waren Alvin und ich in jeder Hinsicht Verbündete gewesen, doch jetzt standen wir anscheinend auf entgegengesetzten Seiten. Nein, als ich nochmals über das Geschehene nachdachte, wusste ich, dass Alvins starker Widerstand nicht von ungefähr kam: Es war voraussehbar gewesen, bedachte man, dass meine Exploration seiner Beziehungen zu Frauen immer so schnell ins Leere gelaufen war. Ich dachte an seine Weigerung, sich mit dieser Frage auseinanderzusetzen, und erinnerte mich, wie verwirrt ich über sein Desinteresse an sich selbst war. Ein ausgeprägter Mangel an Neugier ist für einen Therapeuten normalerweise ein Wink mit dem Zaunpfahl, dass ein Patient möglicherweise nicht gewillt ist, tiefer zu schauen. Ich wusste, es würde nicht einfach werden.

Der Kampf setzte sich in der nächsten Sitzung fort. Die Heftigkeit seiner Weigerung, sich mit seinem sozialen Rückzug auseinanderzusetzen, überzeugte mich, dass hier mächtige Kräfte im Spiel waren. Ich hatte schon mit vielen isolierten, zurückgezogenen Menschen gearbeitet, aber so gut wie nie mit jemandem, der eine derartige soziale Kompetenz und Fähigkeit zur Vertrautheit besaß. Ich war perplex. Irgendetwas Seltsames ging hier vor.

»Ich möchte Ihnen etwas erzählen, Alvin. In einer unserer ersten Sitzungen, als Sie mir von Ihrem 24-Stunden-Tagesablauf berichteten, stimmten Sie mich ein bisschen traurig. In Ihrem Leben gibt es anscheinend wenig Wärme oder menschliche Nähe. Das passt irgendwie nicht zu dem Alvin, den ich kenne, und auch nicht zu Ihrer Offenheit oder Ihrer Fähigkeit zu Vertrautheit. Und es passt nicht zu dem Familienleben, in dem Sie aufgewachsen sind. Ich weiß, dass es Probleme mit Ihrem Bruder gab; dennoch beschreiben Sie Ihre Eltern als mitfühlend und fürsorglich und als Vorbild für eine liebevolle Beziehung und Partnerschaft. Menschen mit Ihrem Hintergrund schneiden sich als Erwachsene nicht von anderen ab.«

»Ich gebe zu, dass ich hier und da Veränderungen in Angriff nehmen sollte, und irgendwann werde ich mich auch darum kümmern.«

Ich bemühte mich unverdrossen, an seinem Widerstand zu kratzen: »Aber die Zeit bleibt nicht stehen. Ich erinnere mich, dass Sie einmal sagten, Sie bedauerten, dass Ihre Eltern, die vor zehn Jahren starben, Ihre Heirat und ihre Enkel nicht mehr erleben könnten. Was ist mit diesem Bedauern? Und was bedauern Sie selbst? Führen Sie das Leben, das Sie sich erhofft hatten?«

»Wie gesagt, ich werde mich darum kümmern, etwas zu ändern. Aber das steht für mich im Moment nicht im Mittelpunkt. Denken Sie daran, weshalb ich zu Ihnen gekommen bin. Ich kam wegen meiner Ängste nach dem Tod meines Bruders. Mein Privatleben hat damit nichts zu tun.«

Ich zog meinen letzten Pfeil aus dem Köcher. »Da bin ich anderer Meinung. Das eine ist mit dem anderen stark verknüpft. Ich will versuchen, es zu erklären. Ich beobachte immer wieder, dass der Umfang der Todesangst eng mit dem Umfang des nicht gelebten Lebens zusammenhängt. Und *das* ist der Grund, weshalb ich versuche, den Fokus auf die Qualität Ihres jetzigen Lebens zu legen.«

Als hätte ich eine Saite zum Schwingen gebracht, versank Alvin geraume Zeit ins Grübeln und antwortete dann: »Vielleicht später einmal. Im Moment geht es mir nicht schlecht, und ich bin eher abgeneigt, dem jetzt auf den Grund zu gehen.«

Analysiere den Widerstand, analysiere den Widerstand – das ist mein Mantra, wenn ich in eine solche Pattsituation gerate. Ich insistierte: »In unseren ersten gemeinsamen Stunden war ich so beeindruckt von Ihrer Bereitschaft, Ihre Reaktionen auf den Tod Ihres Bruders zu hinterfragen, und von Ihrem Mut, sehr persönliche Aspekte Ihres Lebens anzusprechen. Ich hatte das Gefühl, gut mit Ihnen zusammenzuarbeiten. Aber in diesen letzten Sitzungen haben wir uns wirklich festgefahren. Sie sperren sich dagegen weiterzumachen, aber ich bin mir absolut sicher, dass Ihnen vollkommen klar ist, dass wir noch einiges zu tun haben. Ich habe fast das Gefühl, dass Sie mir nicht mehr vertrauen.«

»Nein, dieser letzte Punkt stimmt nicht.«

»Dann helfen Sie mir zu verstehen, was geschehen ist. Ab wann hatten Sie das Gefühl, dass sich zwischen uns etwas verändert hat?«

»Das hat nichts mit Ihnen zu tun, Irv, sondern mit mir. Sehen Sie, es gibt einfach Dinge, über die ich nicht sprechen möchte.«

»Auch wenn ich Ihnen auf die Nerven gehe, bitte ich Sie nur noch um ein wenig Geduld. Ich möchte nur noch ein Letztes wissen: Ich vermute, dass die Blockade, die Sie spüren, mit Ihren Beziehungen zu Frauen zu tun hat. Sie sagten einmal, dass Ihre Beziehungen schlicht und einfach im Sand verlaufen. Ich frage mich, ob das mit dem sexuellen Aspekt dieser Beziehungen zu tun hat.«

»Nein, das ist nicht das Thema.«

»Was ist dann das Thema?«

Ich wusste, ich sollte das nicht tun. Ich setzte meinem Patienten wirklich sehr zu, konnte mich aber nicht zurückhalten. Meine Neugier war entflammt und hatte sich verselbstständigt.

Zu meiner Überraschung öffnete Alvin die Tür einen Spaltbreit. »Ich lerne eine Menge hochinteressante Frauen kennen, und jedes Mal passiert dasselbe. Wir gehen aus, gehen essen, wir haben großartigen Sex miteinander, wir mögen einander, und nachdem wir ein paarmal aus waren, kommen die Frauen früher oder später zu mir nach Hause. Und dann ist Schluss.«

»Warum? Was passiert?«

»Sobald sie mein Haus sehen, sehe ich sie nicht wieder.«

»Warum? Was sehen sie denn?«

Ich war noch immer ratlos und anscheinend etwas schwer von Begriff.

»Sie sind fassungslos. Was sie sehen, gefällt ihnen nicht. Ihnen gefällt nicht, wie ich mich um mein Haus kümmere.«

Alvin und ich warfen gleichzeitig einen Blick auf die Uhr. Wir hatten ein paar Minuten überzogen. Er wollte gehen, und ich hatte einen Patienten im Wartezimmer sitzen. Ich unternahm einen Vorstoß.

»Ich freue mich wirklich, dass Sie mir das anvertrauen. Ich will Ihnen ein ungewöhnliches Angebot machen, das, wie ich glaube, für Ihre Therapie ausgesprochen wichtig sein kann. Ich würde unsere nächste Sitzung gern in Ihrem Haus abhalten. Haben Sie in einer Woche um sechs Uhr abends Zeit?«

Alvin holte tief Luft und versuchte sich zu entspannen. »Ich weiß nicht so recht. Das muss ich mir überlegen. Lassen Sie mich darüber schlafen. Ich rufe Sie morgen an.«

»Natürlich. Rufen Sie mich zwischen sieben und zehn Uhr am Vormittag an.« Das war die Zeit, in der ich mich gewöhnlich mit Schreiben beschäftige und die ich mir eigentlich freihalte. Aber es war mir wirklich wichtig.

Am folgenden Morgen rief Alvin eine Minute nach sieben Uhr an: »Irv, ich kriege das nicht hin. Ich habe die ganze Nacht wach gelegen und habe Blut und Wasser geschwitzt. Ich kann einfach nicht damit umgehen, dass Sie mich zu Hause besuchen, und ich kann mir nicht noch weitere schlaflose Nächte bis zu unserem Termin nächste Woche leisten. Ich möchte die Therapie beenden.«

Mir ging eine Menge durch den Kopf. Ich bin schon lange genug im Geschäft, um zu wissen, dass viele Patienten mehrere Therapieansätze brauchen. Sie arbeiten an sich, verändern etwas und beenden dann die Therapie. Nach Therapieunterbrechungen konsolidieren sie das Erreichte über Monate oder Jahre, und wenn sie dann irgendwann an einem bestimmten Punkt angelangt sind, kommen sie zurück, um sich, oft noch umfangreicher, weiterbehandeln zu lassen. Jeder erfahrene Therapeut würde dieses Muster erkennen und Zurückhaltung üben. Aber ich kam mir nicht besonders erfahren vor.

»Alvin, ich bin mir sicher, dass Ihnen die Vorstellung unangenehm ist, ich könnte Sie zu Hause besuchen. Vielleicht ist es Ihnen sogar ausgesprochen peinlich; vielleicht machen Sie sich Sorgen, was ich über Sie denken könnte?«

»Ich kann nicht abstreiten, dass das zum Teil so ist.«

»Könnte es sein, dass Ihre Gedanken zwiespältig sind? Sie erwähnen nur den einen Teil, den, der Ihnen unendlich peinlich ist. Aber es gibt auch den anderen Teil, den, der etwas verändern will. Das ist der Teil, der beschlossen hat, mir von der Art Ihres Problems zu erzählen, der Teil, der wirklich anders leben möchte. Und das ist der Teil von Ihnen, den ich ansprechen möchte. Sie brauchen keine Woche zu warten. Treffen wir uns heute. Wie sieht es bei Ihnen heute Vormittag aus? Ich könnte jetzt gleich zu Ihnen kommen.«

»Nein, das überfordert mich.«

»Alvin, Sie verzichten auf eine Gelegenheit, die Weichen zu einem anderen, befriedigenderen Leben zu stellen, und ich glaube, dass Sie diese Chance deshalb zurückweisen, weil Sie befürchten, ich könnte Sie verurteilen. Aber Sie wissen jetzt ja, dass diese Ängste unbegründet sind. Und zweitens darf ich Sie bitten, das Ganze von einer höheren Perspektive aus zu betrachten: Sie lassen zu, dass Ihre Angst vor einem flüchtigen Gefühl, das mir durch den Kopf gehen könnte, den ganzen Verlauf Ihres einzigen Lebens beeinflusst, das Sie haben. Macht das Sinn?«

»Also gut, Irv, Sie haben mich mürbe gemacht. Aber ich kriege es nicht gleich hin. Ich bin gerade auf dem Sprung in die Arbeit, und ich habe heute den ganzen Tag Termine.«

»Wann haben Sie Feierabend?«

»Heute Abend gegen sieben.«

»Was halten Sie davon, wenn ich um halb acht bei Ihnen vorbeikomme?«

»Sind Sie sicher, dass das etwas bringt?«

»Vertrauen Sie mir. Ich *bin* sicher.«

***

Genau um halb acht stand ich vor seinem netten kleinen Haus in Sunnyvale, ein paar Meilen von meiner Praxis in Palo Alto entfernt. Die Haustür war nur angelehnt, eine Nachricht klebte daran: »Kommen Sie herein«. Ich drückte die Klingel und trat ein. Im hinteren Ende des Wohnzimmers saß Alvin in einem großen Klubsessel vor einem Fenster. Ich sah nur seinen Hinterkopf. Er drehte sich nicht zu mir um.

Ich wollte zu Alvin, wusste aber nicht recht, wie. Ich entdeckte nur wenige kleine freie Stellen auf dem Fußboden. Auf der ganzen übrigen Fläche türmten sich Stapel alter Telefonbücher – woher hatte er die nur? –, große Kunstbände, Zugfahrpläne, Stapel vergilbter Zeitungen und Berge alter Science-Fiction-Romane. Ich liebe Science-Fiction und musste mich beherrschen, mich nicht auf einem Berg von *New York Times* niederzulassen und darin zu schmökern. Nur an wenigen Stellen war der Holzboden überhaupt zu sehen, es waren vielleicht fünfundzwanzig Zentimeter breite Pfade, von denen einer in die angrenzende Küche ging, ein anderer zu Alvins Sessel führte und ein dritter zu einem großen Sofa, das mit weiteren staubbedeckten Büchern sowie Bergen alter Röntgenaufnahmen und Krankenblättern übersät war.

Es war das Jahr 1982, und das Messie-Syndrom war noch kein Thema in der Psychiatrie oder im Nachmittagsfernsehen. Noch nie hatte ich so etwas wie das Innere von Alvins Haus zu Gesicht bekommen oder mir auch nur vorstellen können. Ich war zu erschlagen, um noch einen Streifzug durch die anderen Räume zu machen, und so bahnte ich mir vorsichtig einen Weg zu dem Stuhl, der Alvin am nächsten stand, und nahm Platz. Alvin saß mit dem Rücken zu mir.

»Alvin«, sagte ich laut – unsere Sitzgelegenheiten waren drei Meter voneinander entfernt –, »danke, dass Sie sich hier mit mir treffen. Es ist wichtig, dass Sie mir einen Einblick in Ihre Wohnung gestattet haben, und ich bin jetzt mehr denn je überzeugt, dass wir unsere Arbeit fortsetzen müssen. Ich weiß, wie sehr Ihnen das zusetzt, und ich weiß es zu schätzen, dass Sie mich in Ihr Leben und Ihr Zuhause eingeladen haben.«

Alvin nickte, schwieg aber noch immer.

Mir gingen allmählich die Worte aus. Ich wusste, dass wir uns zum besseren Verständnis dieses zwanghaften Hortens irgendwann mit dessen Bedeutung und dessen Genese befassen mussten, doch im Moment war es unabdingbar, unsere Beziehung zu überprüfen, die von Demütigung und Wut getrübt war.

»Alvin, es tut mir so leid, dass ich Ihnen das zumute, aber es geht nicht anders. Wir müssen uns gemeinsam damit auseinandersetzen. Ich weiß, es ist schwierig für Sie, aber es ist ein großer Schritt nach vorne – ein Riesenschritt –, und wir sollten es durchsprechen. Gibt es hier vielleicht irgendwo eine Möglichkeit, wo wir näher beieinandersitzen können, um uns zu unterhalten?«

Alvin schüttelte den Kopf.

»Oder vielleicht könnten wir einfach einen Spaziergang um den Block machen?«

»Nicht jetzt, Irv, mehr kriege ich heute nicht hin, und ich möchte jetzt auch Schluss machen.«

»Also gut, dann morgen. Geht es um dieselbe Zeit, also um halb acht Uhr abends in meiner Praxis?«

Alvin nickte. »Ich rufe Sie gleich morgen früh an.«

Ich blieb noch ein paar Minuten schweigend sitzen und ging dann.

Am folgenden Morgen rief Alvin an. Ich war nicht überrascht, als er sagte: »Irv, tut mir leid, aber ich schaffe es einfach nicht. Denken Sie nicht, dass ich nicht zu schätzen weiß, was Sie getan haben, aber ich kann nicht mehr kommen. Zumindest derzeit nicht.«

»Alvin, ich weiß, dass ich Ihnen sehr zugesetzt habe – vielleicht zu sehr –, aber überlegen Sie doch, was wir alles geschafft haben. Wir stehen kurz vor einem wichtigen Durchbruch.«

»Nein. Nicht jetzt. Wir sind fertig. Vielleicht rufe ich Sie irgendwann einmal an. Im Moment komme ich allein zurecht. Ich will anfangen, mein Haus in Ordnung zu bringen.«

Ich klappte Alvins Akte zu. Seit jenem Besuch in seinem Haus hatte ich ihn nicht mehr gesehen, und bis zum Tag zuvor auf Mollys Beerdigung hatte ich auch nichts mehr von ihm gehört. Was hatte er dort eigentlich überhaupt gewollt? Welche Verbindung hatte er zu Molly gehabt? Ich erinnerte mich, dass ich noch einige Zeit nach unserem letzten Zusammentreffen über ihn nachgedacht und mich gefragt hatte, was wohl aus ihm geworden war. Und ich hatte immer nach ihm Ausschau gehalten, wenn ich im Krankenhaus unterwegs war oder in der Cafeteria saß. Ich erinnere mich auch, dass ich mich im Anschluss an unsere letzte Sitzung ausführlich mit einem alten, engen Freund, ebenfalls Psychiater, unterhalten hatte, um mir von ihm dabei helfen zu lassen, mit meiner Betroffenheit umzugehen, dass ich einen Fall so gründlich vermasselt hatte. Doch jetzt, nach unserem Treffen am Vortag auf Mollys Trauerfeier, musste ich alles neu überdenken. Hatte ich es wirklich vermasselt? Alvin sah blendend aus, hatte zwei Kinder und eine wunderbare Frau, die mir erzählt hatte, dass ich der Grund dafür gewesen sei, dass sie geheiratet hätten. Wie war das alles zustande gekommen? Vermutlich war ich effektiver gewesen, als ich gedacht hatte. Meine Neugier war erneut entflammt.

***

Wir trafen uns in einem kleinen Café in der Nähe des Krankenhauses und setzten uns an einen Ecktisch, um ungestört reden zu können.

»Tut mir leid«, begann ich, »dass ich Sie nicht gleich erkannt habe. Wie ich schon sagte, muss ich meinem Alter Tribut zollen, und das gilt leider ganz besonders für mein Personengedächtnis. Aber glauben Sie nicht, ich hätte nicht über Sie nachgedacht, Alvin. Ich habe mich oft gefragt, wie es Ihnen ergangen ist, zumal ich ja der Meinung war, dass unsere gemeinsame Arbeit zu früh geendet und Probleme bei Ihnen hinterlassen hatte, an denen wir noch hätten arbeiten müssen. Es wäre schön, wenn Sie mir ein Follow-up geben könnten. Wissen Sie, ich glaube, ich habe Sie gestern deshalb nicht sofort wiedererkannt, weil ich Sie nicht auf Mollys Beerdigung erwartet hatte. Woher kannten Sie Molly eigentlich?«

Alvin sah mich überrascht an. »Wissen Sie es denn nicht mehr? Einen oder zwei Tage nach unserer letzten Sitzung haben Sie mich angerufen und mir Molly empfohlen. Sie schlugen mir vor, mich mit ihr in Kontakt zu setzen, damit sie mir hilft, mein Haus wieder in Schuss zu bringen.«

»Ach, du meine Güte, das hatte ich ganz vergessen. Und Sie haben sie tatsächlich angerufen?«

Alvin nickte heftig. »Aber ja. Wollen Sie damit sagen, dass sie Ihnen gegenüber nie von mir gesprochen hat?«

»Wo denken Sie hin! Sie hatte ihren Ehrenkodex und war verschwiegen wie eine Auster, wenn es um ihre Kunden ging. Aber ich habe sie Ihnen vor über dreißig Jahren empfohlen. Sie erinnern sich von damals noch an sie?«

»Nein, das trifft es nicht ganz. Es war vielmehr so, dass ich Molly sofort angerufen habe und sie augenblicklich alles in die Hand genommen hat. Und damit meine ich wirklich alles. Nach ein paar Tagen war mein Haus ordentlicher, als es je zuvor gewesen war, und seitdem hat sie sich um mein Haus, meine Rechnungen, meine Steuern und den ganzen übrigen Kram gekümmert. Seit damals war ich ihr Kunde und bin es bis zu ihrem Tod geblieben. Ich habe mit Monica oft darüber gesprochen, wie dankbar ich Ihnen bin. Sie haben meinem Leben eine neue Richtung gegeben. Sie haben mir so viel gegeben. Aber vor allem haben Sie mir Molly gegeben. All die Jahre, in den ganzen letzten dreißig Jahren, kam sie zuverlässig einmal die Woche zu mir nach Hause und kümmerte sich um alles, bis sie vor ein paar Monaten einfach zu krank wurde. Sie war das Beste, was mir jemals passiert ist – abgesehen natürlich von Monica und meinen beiden wunderbaren Kindern.«

Nach unserer Unterhaltung schwirrte mir der Kopf. Ich musste daran denken, wie vollkommen unmöglich es doch war, jemals herausfinden zu wollen, wie Psychotherapie wirklich funktioniert. Wir Therapeuten bemühen uns so fieberhaft um Präzision in unserer Arbeit, wir streben danach, fein abgestimmte Empiriker zu sein, die versuchen, perfekt zugeschnittene Lösungen für die Bindungsschäden oder fehlerhaften DNA-Sequenzen unserer Patienten zu liefern. Doch die Realitäten unserer Arbeit lassen sich nicht in dieses Modell zwängen, und oft ertappen wir uns beim Improvisieren, sobald wir uns gemeinsam mit unseren Patienten auf den holprigen Weg zur Gesundung machen. Früher einmal machte mich das nervös, aber jetzt, in meinen besten Jahren, pfeife ich ein Liedchen und staune über die Komplexitäten und die Unvorhersehbarkeit menschlichen Denkens und Verhaltens. Jetzt ist es nicht so sehr die Unsicherheit, die mich erschüttert, sondern ich erkenne, dass es pure Hybris ist, Genaueres wissen zu wollen. Inzwischen weiß ich nur eines mit Bestimmtheit: Wenn ich ein authentisches und mitfühlendes Umfeld schaffe, werden meine Patienten die Hilfe finden, die sie brauchen, und das oft auf eine so wundersame Weise, die ich niemals hätte vorhersagen, geschweige denn, mir vorstellen können. Danke schön, Molly.

5

DON'T FENCE ME IN (SPERR MICH NICHT EIN)

Sehr geehrter Dr. Yalom,
ich bin ein siebenundsiebzigjähriger (ehemaliger) CEO und vor einem Jahr in ein Seniorenheim in Georgia gezogen. Ganz netter Laden, aber es will nicht recht funktionieren: Ich habe ernsthafte und hartnäckige Anpassungsprobleme. Seit einem Jahr bin ich bei einer Therapeutin in Behandlung, aber unsere Arbeit ist in letzter Zeit ins Stocken geraten. Könnte ich einen Termin bei Ihnen bekommen? Ich bin jederzeit bereit, nach Kalifornien zu fliegen.
Rick Evans

Drei Wochen später schlenderte Rick Evans so souverän in mein Sprechzimmer, als wäre er schon oft hier gewesen. Er sah so aus, wie ich mir einen CEO im Ruhestand vorstellte: schlank, attraktiv, entspannt. Mit seiner bronzefarbenen Golfer-Bräune, seinem vornehmen Auftreten, seiner fein gemeißelten Nase und Kinnpartie konnte ich ihn mir gut auf der Titelseite der Werbebroschüre irgendeiner hochpreisigen Seniorenresidenz vorstellen. Und sein dichter, glatter, akkurat gescheitelter, glänzend weißer Haarschopf suchte seinesgleichen. Bekümmert strich ich über meine schütteren Haare. Obwohl ich seinen direkten Blick nicht auffangen konnte, gefielen mir seine intensiven, wenn auch etwas melancholischen Augen.

Rick verlor keine Zeit und sprach schon, bevor er richtig Platz genommen hatte: »Dieses Buch von Ihnen, *In die Sonne schauen: Wie man die Angst vor dem Tod überwindet*, ist stark, sehr stark. Besonders für jemanden in meinem Alter. Dieses Buch ist der Grund dafür, dass ich hier bin.«

Er warf einen kurzen Blick auf seine Uhr, als wollte er sich vergewissern, dass wir auch pünktlich anfingen. »Ich will gleich auf den Punkt kommen. Wie in meiner E-Mail erwähnt, bin ich vor einem Jahr ins Fairlawn Oaks gezogen. Nach dem Tod meiner Frau wollte ich es zuerst einmal in meinem Haus versuchen. Hab's eineinhalb Jahre lang wirklich probiert, aber es war einfach nicht zu machen, nicht einmal mit jeder Menge Hilfe im Haushalt. Viel zu viel Scheiß-Aufwand fürs Einkaufen, Kochen und Putzen. Und viel zu einsam. Deshalb habe ich diesen Schritt getan. Aber es funktioniert nicht. Nicht, dass ich über das Fairlawn Oaks herziehen will. Die Residenz ist super. Aber ich kann mich einfach nicht anpassen.«

Ich war beeindruckt von dem, was Rick alles *nicht* gemacht hatte. Er hatte sich nicht in meinem Sprechzimmer umgesehen – nicht einmal flüchtig – und hatte auch keine noch so vage Geste der Begrüßung für nötig befunden. Er war den weiten Weg quer über den Kontinent gekommen, um mich aufzusuchen, hatte aber nicht ein einziges Mal den Blick in meine Richtung gelenkt. Vielleicht war er nervöser, als es den Anschein hatte. Vielleicht war er vollkommen zielorientiert und nur darauf bedacht, seine Zeit so effizient wie möglich zu nutzen. Auf all das würde ich später zurückkommen. Im Augenblick ermunterte ich ihn, mit seiner Geschichte fortzufahren.

»Nicht anpassen, inwiefern?«

Mit einer unwirschen Geste aus dem Handgelenk wischte er meine Frage vom Tisch. »Das kommt später. Aber zuerst will ich etwas zu der Therapeutin sagen, bei der ich seit eineinhalb Jahren in Behandlung bin. Sie ist ein liebes Mädel. Sie hat mir bei meiner Trauer geholfen, gar keine Frage. Sie hat mich wieder auf die Füße gestellt, mir die Nase geputzt und mich wieder in den Ring, wieder in die Welt geworfen. Aber jetzt haben wir uns festgefahren. Nicht, dass ich ihr die Schuld daran gebe, aber wir verplempern in unseren Therapiestunden nur Zeit und Geld, obwohl sie nicht diese Spitzenhonorare wie Sie verlangt. Wir drehen uns immer nur im Kreis und kauen ständig denselben Kram durch. Nachdem ich dann Ihr Buch gelesen habe, wie übrigens auch ein paar andere von Ihnen, kam mir plötzlich der Gedanke, dass eine Konsultation bei Ihnen meiner Therapie wieder neuen Schwung geben könnte.« Auch jetzt sah er mich nicht an. Das war eigenartig, denn schüchtern war er bestimmt nicht. Er machte unbeirrt weiter: »Also, ich weiß, dass Therapeuten gerne Besitzansprüche stellen und bei solchen Sachen ziemlich empfindlich sind. Deshalb habe ich mich entschlossen, es ihr auf die diplomatische Tour beizubringen. Nicht, dass Sie mich falsch verstehen: Ich habe sie nicht um Erlaubnis gefragt. Ich hätte mich so und so mit Ihnen in Verbindung gesetzt, unabhängig davon, was sie gesagt hätte. Aber dann stellte sich heraus, dass sie es sehr positiv sah. Sie hat den Gedanken sofort aufgegriffen: ›Aber sicher, ja, gute Idee. Bitten Sie ihn um einen Termin. Das wäre mir sehr recht. Kalifornien ist zwar weit weg, aber besser können Sie Ihr Geld und Ihre Zeit nicht anlegen.‹ Sie bot mir an, Ihnen einen kleinen Bericht über unsere Therapiearbeit zu schreiben, aber da war ich dann doch ein wenig eingeschnappt und sagte ihr, dass ich schon ein großer Junge bin und selbst in der Lage, Sie auf den aktuellen Stand zu bringen.«

»Eingeschnappt? Warum?« Es war an der Zeit, dass ich mich in diesen Monolog einklinkte.

»Ich bin zwar alt, aber nicht dumm. Ich kann selbst herausfinden, wie ich an Sie herankomme.«

»Das ist alles? Und das war es wert, eingeschnappt zu sein? Das müssen Sie mir näher erklären.« Ich fühlte mich bemüßigt, konfrontativer vorzugehen, als es sonst meine Art ist.

Ricks Tonfall verlangsamte sich. Vielleicht hatte er jetzt endlich Notiz von mir genommen, auch wenn er mich noch immer nicht richtig ansah. »Na ja, ich weiß nicht. Vielleicht war ich eingeschnappt, weil sie sich bei dem Gedanken, mich vielleicht loszuwerden, einen Tick zu sehr gefreut hat. Vielleicht *wollte* ich ja, dass sie ein bisschen besitzergreifend gewesen wäre. Aber ich verstehe, was Sie meinen. Ich weiß, es ist nicht rational, dass ich eingeschnappt war. Schließlich wollen wir beide ja mit dieser Konsultation hier bei Ihnen unsere gemeinsame Arbeit fortführen. Sie will mich nicht loswerden, und das sagte sie auch so. Aber ich will ehrlich zu Ihnen sein: Genauso habe ich mich gefühlt: eingeschnappt. Ich werde heute mit nichts hinter dem Berg halten. Ich will, dass sich diese Investition für mich lohnt. Wissen Sie, mit Ihrem Honorar und den Flugkosten kommt nämlich ordentlich was zusammen.«

»Erzählen Sie mir von Ihren Anpassungsschwierigkeiten in der Seniorenresidenz.«

»Gleich.« Abermals winkte er ab. »Zuerst einmal will ich Folgendes festhalten und klarstellen: Fairlawn Oaks ist super. Es ist eine verdammt gute Einrichtung, und wenn ich der Betreiber wäre, glaube ich nicht, dass ich viel daran ändern würde. Meine Probleme haben ausschließlich mit mir zu tun – das gebe ich zu. Fairlawn Oaks hat alles. Das Essen ist gut, und sie bieten massenhaft bombige Aktivitäten. Die Golfanlage ist ein bisschen lahm, für mein Alter jedoch genau richtig. Aber die Sache ist die: den ganzen lieben langen Tag lähmt mich meine Ambivalenz. Jedes Mal, wenn ich etwas in Angriff nehme, will mein Kopf etwas anderes machen. Also, ich halte nichts von Stundenplänen – jedenfalls nicht von Stundenplänen, die andere Leute für mich machen –, das bin nicht ich. Stundenpläne sind für andere da. Warum *muss* ich jeden Nachmittag ausgerechnet um vier Uhr Wassergymnastik machen? Oder mich um zehn Uhr vormittags mit tagesaktuellen Themen auseinandersetzen? Warum *muss* ich den Türschlüssel *jedes Mal* in diesen Beutel tun, der an der Tür hängt? Das bin nicht ich. Das wirkliche Ich, der echte Rick Evans, schätzt Spontaneität.«

Er drehte den Kopf in meine Richtung. »Sie haben direkt vom College weg Medizin studiert, richtig?«

»Richtig.«

»Und anschließend Psychiatrie, richtig?«

»Genau.«

»Also, ich hatte neun Berufe.« Er streckte neun Finger in die Luft. »Neun! Und in allen neun war ich verdammt gut. Ich habe mit nichts als einer Druckerlehre angefangen … dann wurde ich Drucker … dann habe ich eine Zeitschrift gegründet … dann war ich Herausgeber mehrerer Zeitschriften … dann Leiter eines kleinen Schulbuchverlages … dann habe ich eine Kette von Wohnstätten für geistig Behinderte aufgekauft und ausgebaut … dann ein Krankenhaus geleitet und dann, ob Sie's glauben oder nicht, habe ich mich zum Coach ausbilden lassen und in Managemententwicklung gemacht … und schließlich war ich noch CEO von zwei verschiedenen Firmen.« Er lehnte sich zufrieden auf dem Stuhl zurück. Nun war es an mir, etwas zu sagen. Ich hatte keinen bestimmten Plan im Kopf, hoffte aber, meine Muse würde mich leiten.

»Eine Menge unterschiedlicher Laufbahnen. Schwierig, sich alle zu merken. Sagen Sie, Rick – ist es Ihnen recht, wenn wir uns beim Vornamen nennen? Ich bin Irv.«

Rick nickte: »Ist mir lieber.«

»Rick, wie fühlen Sie sich heute, wenn Sie auf Ihre Karrieren zurückblicken?«

»Hören Sie, ich versichere Ihnen, dass keine dieser Laufbahnen aus der Not geboren wurde. Ich habe keine einzige meiner

Karrieren vermasselt. Ich wurde nach einer Weile nur einfach zappelig. Ich lehne es ab, mich auf eine bestimmte Lebensweise festzulegen. Ich brauche Veränderung. Spontaneität. Ich wiederhole: *Spontaneität* – das bin ich!«

»Und heute?«

»Heute? Also, genau das ist der Punkt. Die Spontaneität, früher einmal etwas Positives, früher einmal meine Stärke, mein Polarstern, hat sich jetzt in ein Monster verwandelt. Schauen Sie, es sieht nämlich so aus: Wenn ich mich zu irgendeiner Aktivität aufraffe, sei es Fitnesstraining, Wasser-Aerobic, aktuelle Themen des Tages, Yoga, egal was, fängt mein Kopf an, andere Alternativen herunterzurattern. Ich höre, wie mich meine innere Stimme fragt: ›Warum ausgerechnet *diese* Aktivität? Warum nicht eine *andere*?‹ Ich stecke in einem Megastau aus Unentschlossenheit. Und was passiert? Was passiert, ist, dass ich am Ende überhaupt nirgendwo mitmache.«

Ich richtete meine Aufmerksamkeit auf meinen eigenen Gedankenfluss. Während Rick sprach, dachte ich an Buridans Esel, ein philosophisches Paradoxon aus dem Altertum um einen Esel, der zwischen zwei gleich großen und gleich weit entfernten Heuhaufen steht. Schließlich verhungert er, weil er sich nicht entscheiden kann, von welchem er zuerst fressen soll. Aber ich sah keinen Vorteil für Rick darin, ihm davon zu erzählen. Damit würde ich nur auf sein herausforderndes Verhalten reagieren und mit meiner Belesenheit angeben. Dann kam mir ein anderer Gedanke, der vielleicht besser geeignet war und ihm nützlicher sein konnte. »Rick, ich möchte Ihnen etwas erzählen, was mir gerade in den Sinn gekommen ist.«

Mir war klar, dass diese Geschichte ein bisschen banal war, aber so etwas zahlte sich oft aus – Patienten wissen es im Allgemeinen zu schätzen, wenn ich etwas von mir erzähle, und es ermutigt sie normalerweise, mehr von sich selbst preiszugeben. »Vielleicht wird Sie das interessieren. Es geht um etwas, was mir vor langer Zeit passiert ist. Ich habe irgendwo darüber geschrieben, aber lange nicht mehr daran gedacht. Also: Irgendwann merkte ich, dass ich nicht mehr richtig durch meine Brille sehen konnte, und ging zum Augenarzt, der deutlich älter war als ich. Nachdem er meine Sehkraft untersucht hatte, fragte er mich, wie alt ich sei. ›Vierzig‹, antwortete ich. ›Vierzig, ja?‹, sagte er, nahm seine Brille ab, putzte sie umständlich und meinte dann: ›Nun, junger Mann, Sie sind genau im Zeitplan. Presbyopie. Altersweitsichtigkeit.‹ Ich weiß noch, dass ich ziemlich verärgert war. Am liebsten hätte ich ihm an den Kopf geworfen: ›Von welchem Zeitplan reden Sie denn? Wer ist hier im Zeitplan? Sie und Ihre anderen Patienten sind vielleicht im Zeitplan, aber ich nicht! Ich nicht! Ich bin anders!«

»Nette Geschichte«, antwortete Rick. »Ich habe sie irgendwo in einem Ihrer Bücher gelesen. Ich verstehe, was Sie meinen, aber das ist nicht wirklich mein Problem. Ich kann rechnen. Ich bin siebenundsiebzig, damit brauchen wir nicht unsere Zeit zu verplempern. Ich verschließe meine Augen nicht mehr davor. Nicht nur ich sage mir jeden Tag, dass ich siebenundsiebzig bin, auch meine Therapeutin vergisst nie, mir das ständig unter die Nase zu reiben. Mein Widerwille, mich mit meinem Alter auseinanderzusetzen, hat es mir schließlich so schwer gemacht, aus meinem Haus ins Fairlawn zu ziehen. Aber ich habe mich weiterentwickelt. Ich spreche über etwas Neues.«

Hm, ich wusste jetzt, dass es keine besonders gute Idee gewesen war, ihm meine Geschichte mit der Brille zu erzählen. Rick war niemand, mit dem ich mich salopp unterhalten und Assoziationen vorbringen konnte, die mir gerade in den Sinn kamen. Er legte es mehr darauf an, mit mir zu konkurrieren, als sich von mir helfen zu lassen. Ich beschloss, näher am Thema zu bleiben.

»Rick, vorhin sagten Sie: ›Spontaneität – das bin ich.‹«

»Das ist richtig. Das ist mein Mantra. Das bin ich.«

»*Das bin ich*«, wiederholte ich. »Wenn wir diese Aussage umstellen, wird daraus: ›Wenn ich nicht spontan bin, bin ich nicht ich.‹«

»Ja, kann sein. Hört sich nett an, aber … was wollen Sie damit sagen?«

»Nun, dieser Gedanke hat düstere Implikationen. Er ist nah verwandt mit etwa dieser Aussage: ›Wenn ich nicht spontan bin, dann existiere ich nicht.‹«

»Existiere ich nicht als *ich*, als die Person, die ich im Kern bin.«

»Ich vermute, dass es sogar noch tiefer geht. Es ist, als glaubten Sie, dass Ihre Spontaneität Sie vor dem Tod bewahrt.«

»Ich weiß, dass diese Äußerungen hilfreich sein sollen, aber ich begreife sie nicht. Sie sagen, dass …?« Er streckte mir die Hände entgegen, Handflächen nach oben, Finger gespreizt.

»Ich frage mich, ob Sie irgendwo tief in Ihrem Inneren glauben, es sei riskant, Ihre Spontaneität aufzugeben, weil dies Sie dem Tod näherbringt. Ich meine, wenn wir Ihre Situation rational betrachten, würden wir fragen: ›Worin besteht denn die wirkliche Gefahr, Dinge nach einem vorgegebenen Zeitplan zu tun?‹ Mit siebenundsiebzig Ihre Schlüssel an einen bestimmten Platz zu legen, macht Sinn. Ich jedenfalls muss das tun. Und ganz offensichtlich ist es sinnvoll, Fitnesskurse oder Gesprächsrunden zum Tagesgeschehen auf eine bestimmte Zeit zu legen, denn die Existenz einer Gruppe erfordert schließlich eine verabredete Zeit, damit sie sich überhaupt bilden kann.«

»Ich behaupte nicht, dass meine Denkweise rational ist. Ich gebe zu, dass es weder Hand noch Fuß hat.«

»Aber es hat dann Hand und Fuß, wenn wir davon ausgehen, dass diese Denkweise von einer tiefen, nicht vollkommen bewusst wahrgenommenen Angst angetrieben wird. Ich glaube, dieses ›im Zeitplan‹ zu sein, symbolisiert für Sie, dass Sie im Gleichschritt mit allen anderen auf den Tod zumarschieren.

Fairlawn Oaks ist in Ihrem Kopf zwangsläufig mit dem Lebensende verknüpft, und Ihre Unfähigkeit – oder besser gesagt, Ihr *Widerwille* –, sich am Veranstaltungsprogramm zu beteiligen, muss eine Art unbewusster Protest sein.«

»Ziemlich weit hergeholt. Ich finde, Sie übertreiben wirklich. Nur weil ich mich nicht mit dem Handtuch in der Hand mit allen anderen Dumpfbacken in eine Schlange stellen will, um Wassergymnastik zu treiben, heißt das noch lange nicht, dass ich mich weigere, meine Sterblichkeit zu akzeptieren. Ich stelle mich nicht in eine Schlange. Ich denke nicht daran, mich mit irgendwelchen anderen Leuten in eine Schlange zu stellen.«

»Ich stelle mich nicht in eine Schlange, weil …?«, fragte ich.

»Ich sorge dafür, dass Leute Schlange stehen. Ich stelle mich nicht in eine.«

»Mit anderen Worten: Ich stelle mich in keine Schlange, weil ich etwas Besonderes bin.«

»Verdammt richtig. Genau aus diesem Grund habe ich Ihnen von meinen neun Karrieren erzählt.«

»Vorankommen, expandieren, sich verwirklichen: alle diese Bestrebungen sind bestimmt nicht verkehrt. Sie gehören vermutlich in eine bestimmte Lebensphase. Aber vielleicht gehören sie nicht in diese Lebensphase.«

»Aber *Sie* arbeiten noch.«

»Welche Fragen wollen Sie mir dazu stellen?«

»Also, warum arbeiten *Sie* noch? Halten *Sie* denn Schritt mit Ihrem Alter?«

»Gute Frage. Ich will versuchen, Ihnen zu antworten. Wir alle stellen uns dem Tod auf unsere eigene Weise. Ich weiß, dass ich sehr alt bin. Es lässt sich nicht bestreiten, dass achtzig Jahre alt ist. Ich arbeite weniger – ich behandle jetzt viel weniger Patienten, nur etwa drei am Tag, aber ich beschäftige mich fast den ganzen übrigen Tag noch immer mit dem Schreiben.

Ich will Ihnen die Wahrheit sagen: Ich liebe, was ich tue. Ich schätze mich glücklich, anderen Menschen helfen zu dürfen, ganz besonders Menschen, die mit denselben Themen konfrontiert sind, die mich auch beschäftigen – Älterwerden, Ruhestand, Umgang mit dem Tod eines Ehepartners oder Freundes, Nachdenken über meinen eigenen Tod.«

Zum ersten Mal gab Rick keine Antwort und schaute nur stumm auf den Fußboden.

»Ihre Gefühle zu meiner Antwort?«, fragte ich mit sanfterer Stimme.

»Das muss man Ihnen lassen. Sie kommen direkt zur Sache. Tod von Freunden, der eigene Tod.«

»Und Ihre Gedanken an den Tod. Denken Sie viel daran?«

Rick schüttelte den Kopf. »Ich denke nicht darüber nach. Warum sollte ich? Bringt ohnehin nichts.«

»Manchmal schleichen sich Gedanken unfreiwillig ein, in Tagträumen beispielsweise oder wenn wir in der Nacht träumen.«

»Träume? Ich träume nicht viel ... seit Wochen nicht mehr ... aber seltsamerweise hatte ich vergangene Nacht zwei vom Feinsten.«

»Erzählen Sie mir, woran Sie sich erinnern.« Ich nahm meinen Notizblock zur Hand. Zwei Träume direkt vor unserer Sitzung. Ich ahnte, dass diese aufschlussreich sein würden.

»Im ersten war ich auf einem Schulhof, der mit einem hohen Maschendraht eingezäunt war ...«

»Darf ich Sie unterbrechen, Rick? Macht es Ihnen etwas aus, wenn Sie mir den Traum in der Gegenwartsform erzählen – so als würden Sie ihn in diesem Moment erleben?«

»Also gut. Bitte sehr. Ich bin auf einem Schulhof – vielleicht auf dem Sportplatz meiner Junior Highschool –, wo gerade ein Baseballmatch stattfinden soll. Ich sehe mich um und stelle fest, dass alle viel jünger sind. Es sind alles Kids – Jugendliche – in

Schuluniform. Ich möchte gern spielen – wahnsinnig gern spielen –, aber ich komme mir komisch vor, weil ich zu groß bin. Dann sehe ich den Lehrer ... Er kommt mir bekannt vor, aber ich weiß nicht, wo ich ihn hintun soll. Ich will gerade zu ihm hin und ihn fragen, was ich machen soll, als ich im selben Augenblick bemerke, dass in einem anderen Bereich des Schulhofs sich mehrere ältere Leute – ungefähr in meinem Alter – auf ein anderes Spiel vorbereiten – vielleicht Golf, vielleicht Krocket –, keine Ahnung, was. Ich will zu ihnen gehen und mitmachen, kann aber nicht über den Zaun, der das Spielfeld begrenzt.«

»Irgendwelche Ideen zu diesem Traum, Rick? Was kommt Ihnen dazu noch in den Sinn?«

»Also, Baseball. Als ich jung war, habe ich wahnsinnig gern Baseball gespielt. Mein Lieblingssport. Ich war ziemlich gut. Meine Spezialität: shortstop mit einem hammermäßigen Wurf. Ich hätte in der College-Mannschaft spielen können, vielleicht sogar Profi werden, aber ich musste arbeiten gehen. Meine Eltern hatten kein Geld.«

»Weiter. Erzählen Sie mehr über diesen Traum.«

»Na ja, die Kids haben gespielt, und ich wollte mitspielen. Aber ich bin kein Kind mehr.«

»Gefühle dazu? Oder andere Gefühle, die Sie in diesem Traum hatten?«

»Genau, meine Therapeutin stellt mir diese Fragen auch ständig. Ich kann mich an keine Gefühle erinnern. Aber ich will's versuchen – *glücklich,* als ich sah, dass es ein Baseballspiel gibt, das ist eines der Gefühle. Und dann bohrender *Schmerz* und *Verblüffung,* als ich feststellen musste, dass ich nicht mitspielen kann. Aber wenn Sie scharf auf Gefühle sind, hat der andere Traum von letzter Nacht noch ein paar stärkere zu bieten. Noch mehr Ärger und Frust. In diesem Traum war ich ... bin ich im Badezimmer und schaue in den Spiegel, aber alles ist verschwommen, als ob der Spiegel beschlagen ist. Ich habe eine Sprühflasche mit Fensterreiniger bei mir und pumpe die letzten Spritzer aus der Flasche, aber obwohl ich ständig über den Spiegel wische und ihn sauber mache, wird er einfach nicht klar.«

»Ist es nicht seltsam, dass Sie davor monatelang nicht geträumt haben …«

»Ich sagte ›*Wochen*‹.«

»Pardon, Sie haben also seit *Wochen* nicht mehr geträumt, und dann vergangene Nacht, genau in der Nacht vor unserer Sitzung, haben Sie diese beiden starken Träume. Es ist, als hätten Sie sie für unsere heutige Sitzung geträumt, als ob uns Ihr Unterbewusstsein ein paar Anhaltspunkte zu dem Mysterium liefern will.«

»Du meine Güte, ihr Typen habt vielleicht schräge Gedankengänge – mein Unterbewusstsein sendet mysteriöse Botschaften an mein Bewusstsein, damit mein Seelenklempner sie dekodieren kann. Das kann nicht Ihr Ernst sein.«

»Nun, dann wollen wir das gemeinsam mal durcharbeiten. Denken Sie an Ihr Hauptproblem, mit dem Sie zu mir kamen, dass Sie sich nicht in die Gemeinschaft einfügen können, dass alternative Wünsche Sie blockieren. Dass Sie am Ende wie gelähmt sind und gar nichts machen. Richtig?«

»Ja, ich kann Ihnen folgen.«

»Ganz bestimmt spricht der erste Traum das an. Denken Sie daran, dass Träume fast ausschließlich visuell sind und die Bedeutung nur mittels gewisser Bilder übermitteln. Betrachten Sie also das Bild, das Ihr Traum Ihnen zu Ihrem Lebensdilemma liefert. Sie möchten Baseball spielen, was Sie als Junge so gern gespielt haben, für das Sie ein so großes Talent hatten und bei dem Sie nun wegen Ihres Alters nicht mehr mitmachen können. Es gibt ein anderes Spiel für Leute Ihres Alters, aber auch da können Sie nicht mitmachen, weil Sie nicht über den Zaun können, der das Spielfeld begrenzt. Sie sind also zu alt für das eine Spiel und vom anderen ausgesperrt. Richtig?«

»Richtig. Ja, ja, ich verstehe, was Sie meinen. Na ja, vielleicht will mir der Traum sagen, dass ich nicht weiß, wie alt ich wirklich bin. Er sagt mir, dass ich bescheuert sein muss, wenn ich glaube, jung genug zu sein, um mit den anderen Baseball zu spielen. Ich gehöre da nicht hin.«

»Und das andere Spiel?«

»Hinter diesem Zaun? Das ist nicht so eindeutig.«

»Sehen Sie den Zaun noch vor sich?«

»Ja.«

»Sehen Sie ihn sich weiter an und lassen Sie Ihre Gedanken zu diesem Zaun einfach fließen.«

»Einfacher, alter Maschendrahtzaun. Früher als Kind habe ich immer durchgeguckt und den älteren Jungs beim Ballspielen zugesehen. Und, ja, genau, wir hatten eine B-Mannschaft der Minor-League bei uns in der Stadt, und im Zaun im Center Field gab es einen kleinen Spalt, durch das wir die Spiele immer angeguckt haben, bis sie uns verscheucht haben. Ganz gewöhnlicher Zaun – wie es ihn überall gibt.«

«Wenn dieser Zaun mit Ihnen sprechen könnte, was würde er sagen?«

»Hm, jetzt kommt Fritz Perls ins Spiel, was? Daran erinnere ich mich noch von meiner Ausbildung zum Coach.«

»Wie Recht Sie haben. Fritz wusste schon das eine oder andere über Träume. Erzählen Sie weiter. Was könnte der Zaun sagen?«

»Uh, das ist jetzt vielleicht komisch.«

»Wie bitte?«

»Na ja, ich habe gerade eine Melodie im Ohr: *Don't Fence Me In.* Kennen Sie das Lied?«

»Nur vage, glaube ich.«

»Also passen Sie auf: Vorige Woche ist mir diese Melodie stundenlang nicht mehr aus dem Kopf gegangen. Ich wurde sie einfach nicht los. Sie dudelte ständig wie Backgroundmusik in meinem Kopf. Dann wollte ich mich unbedingt an den ganzen Text erinnern, hab's aber nicht hingekriegt. Irgendwann hab ich dann auf YouTube ein Video mit Roy Rogers gefunden, der mit seinem Pferd Trigger ins Studio reitet und dieses Lied singt. Wunderbarer Text! Dann entdeckte ich zufällig eine Internet-Anzeige, wo man sich die Melodie als Klingelton aufs Handy laden konnte. Ich war drauf und dran, mir das zu bestellen, habe die Seite angeklickt und gleich wieder weggeklickt, als ich sah, was für eine unverschämte Monatsgebühr die mir dafür abknöpfen wollten.«

»Erinnern Sie sich noch an den Text?«

»Und ob.« Rick schloss die Augen und sang leise:

Oh, give me land,
Lots of land under starry skies above
Don't fence me in
Let me ride through the wide open country that I love
Don't fence me in

Let me be by myself in the evenin' breeze
And listen to the murmur of the cottonwood trees
Send me off forever, but I ask you please
*Don't fence me in.**

»Sehr schön, Rick. Danke. Sehr gefühlvoll gesungen. Dieser Text – Don't fence me in – spricht wirklich die Zwickmühle Ihres Lebens an. Und mich reizt die Vorstellung, dass Sie um ein Haar einen Klingelton mit dieser Melodie gehabt hätten. Ich frage mich, ob das eine Hilfe für Sie gewesen wäre.«

»Jedenfalls hätte ich dann mit Sicherheit meine Zwickmühle immer an vorderster Front. Was das allerdings bringen soll: keine Ahnung.«

»Wenden wir uns dem anderen Traum zu – dem mit dem Spiegel, den Sie ständig sauberwischen. Und die letzten Spritzer aus der Sprühflasche. Irgendeine Idee?«

Rick lächelte mich breit an: »Ich soll hier wohl die ganze Arbeit machen, was?«

»Es ist schließlich Ihr Traum. Es geht um Sie. Sie sind der Einzige, der das hinbekommt.«

»Also, mein Bild im Spiegel ist verschwommen. Ich weiß, was Sie sagen werden.«

»Was?« Ich hob das Kinn.

»Sie werden sagen, dass ich mich selbst nicht kenne, dass mein eigenes Bild für mich unscharf ist.«

»Ja, wahrscheinlich *würde* ich das sagen. Und die letzten Spritzer?«

»Das ist kein Geheimnis. Ich bin siebenundsiebzig.«

»Genau, Sie versuchen sich scharf zu stellen, es gelingt Ihnen aber nicht, Sie können das Bild nicht schärfer machen, und es wird spät. Ich bin beeindruckt von Ihren Anstrengungen im Traum und von dem Aufwand, den Sie betrieben haben, um diesen weiten Weg zu mir zu kommen. Mir scheint, als spürten Sie in Ihrem Inneren ein starkes Verlangen, sich selbst kennen zu lernen, Ihr Bild scharf zu stellen. Ich bewundere das.«

Rick schaute auf, und endlich trafen sich unsere Blicke.

»Wie hat sich *das* jetzt angefühlt?«, fragte ich.

»Wie hat sich was angefühlt?«

»Was Sie gerade gemacht haben. Mich anzusehen. Mir in die Augen zu sehen.«

»Ich verstehe nicht, worauf Sie hinauswollen.«

»Mir scheint, dass Sie mich gerade zum ersten Mal wirklich angesehen haben, dass zum ersten Mal eine wirkliche Berührung zwischen uns stattgefunden hat.«

»Ich habe eine Therapiestunde bis jetzt noch nie für ein gemütliches Beisammensein gehalten. Wie kommen Sie darauf?«

»Es war die Feststellung, die Sie am Anfang getroffen haben: ›Es war viel zu einsam.‹ Ich habe mich gefragt, wie einsam Sie sich in diesem Raum mit mir fühlen.«

»Darüber denke ich nicht nach. Aber ich gebe zu, dass da was dran ist. Es gibt jede Menge Leute um mich herum, aber ich schließe mich einfach niemandem an.«

»Ich könnte das bestimmt besser nachvollziehen, wenn Sie mich durch einen typischen Vierundzwanzigstundentag führen würden. Suchen Sie sich einen beliebigen Tag in der vergangenen Woche aus.«

»Also, ich frühstücke …«

»Um welche Uhrzeit wachen Sie auf?«

»Gegen sechs.«

»Und wie lange schlafen Sie gewöhnlich?«

»So sechs bis sieben Stunden. Ich gehe gegen elf zu Bett und lese mich bis halb oder Viertel vor zwölf in den Schlaf. Ich stehe zwei, drei Mal zum Pinkeln auf.«

»Und Sie erwähnten, dass Sie nicht oft träumen.«

»Ich kann mich nur selten an Träume erinnern. Meine Therapeutin nervt mich ständig damit. Erzählt mir, dass alle Leute jede Nacht träumen.«

»Und Frühstück?«

»Ich gehe früh in den Speisesaal. Das mag ich, weil ich dann allein am Tisch sitzen und beim Frühstück Zeitung lesen kann. Über den restlichen Tag wissen Sie schon Bescheid. Ich bin hin- und hergerissen, ob ich irgendwo mitmachen soll oder nicht. Wenn das Wetter schön ist, gehe ich mindestens eine Stunde lang allein spazieren. Und oft esse ich zu Mittag allein auf meinem Zimmer. Aber beim Abendessen kann man nicht allein sein. Dann setzen sie dich mit anderen zusammen, und dann spiele ich eben, so gut ich kann, den Unterhalter.«

»Und danach?«

»Fernsehen oder manchmal einen Film im Fairlawn. Die meisten Abende allein.«

»Erzählen Sie mir von den wichtigsten Menschen in Ihrem momentanen Leben.«

»Ich verbringe viel mehr Zeit damit, Menschen aus dem Weg zu gehen, als mich mit ihnen zu treffen. Es gibt dort viele alleinstehende Frauen, aber es ist schwierig. Wenn ich zu nett zu einer bin, hängt sie sich bei allen Mahlzeiten und sonst auch an mich dran. Wenn du dich mit einer näher einlässt, kannst du's vergessen, dich mit einer anderen zu treffen, wenn du dir nicht eine Menge Ärger einhandeln willst.«

»Was ist mit Menschen, die Sie noch aus der Zeit vor der Seniorenresidenz kennen?«

»Ich habe einen Sohn. Er ist Banker und lebt in London. Er ruft mich jeden Sonntagvormittag an oder skypt neuerdings. Guter Junge. Zwei Enkel – ein Junge und ein Mädchen. Und damit hat es sich so ungefähr. Zu allen anderen aus meinem früheren Leben habe ich den Kontakt verloren. Meine Frau und ich hatten einen großen Bekanntenkreis, aber sie war die treibende Kraft. Sie hat alles organisiert, und ich bin immer nur mitgegangen.«

»Es ist merkwürdig, nicht? Sie sagen, Sie seien einsam, besitzen aber eine ausgesprochen gute soziale Kompetenz und sind von Menschen umgeben, denen Sie aus dem Weg zu gehen versuchen.«

»Passt nicht zusammen, ist mir klar. Aber ich weiß nicht recht, was das mit meinem Problem, meiner Spontaneität und Unschlüssigkeit, zu tun hat.«

»Vielleicht gibt es mehr als nur ein Problem. Vielleicht ergibt sich ja im weiteren Verlauf unseres Gespräches irgendeine Verbindung. Was mir auffällt, ist Ihre starke Orientierung an Aufgaben und Ihre Gleichgültigkeit gegenüber menschlichen Beziehungen. Wenn Sie das Dilemma Ihres Lebens im Fairlawn Oaks beschreiben, sprechen Sie nur die Art der Aktivität an, andere Menschen erwähnen Sie nicht. Wer wird dabei sein? Wer leitet die Sache? Mit wem würden Sie gern etwas unternehmen? Und heute bekamen wir eine kleine Kostprobe davon, als Sie sich nur darauf konzentrierten, schnell anzufangen und effizient zu sein, aber keine wirkliche Begegnung mit mir suchten. Sie haben nie gefragt, wer ich bin oder was ich zu bieten habe. Bis ich Sie aufforderte, mir Fragen zu stellen, zeigten Sie keinerlei Interesse an mir.«

»Ich sagte doch, dass ich Ihr Buch gelesen und mich dort über Sie schlau gemacht habe.«

»Richtig. Aber Ihre Beziehung zu mir war rein auf Sie beschränkt und hatte mit mir persönlich nichts zu tun.«

»Ach, kommen Sie, das klingt doch bescheuert. Ich bin hier, weil ich etwas von Ihnen will. Ich bezahle Sie für Ihre Dienstleistung. Ich sehe Sie höchstwahrscheinlich nie wieder. Welchen Sinn sollen diese sozialen Phantasien haben?«

»Vorhin erwähnten Sie Ihre Ausbildung zum Coach. Richtig?«

»Ja. Zwei Jahre.«

»Dann erinnern Sie sich bestimmt, dass ein Interview – so wie unser Interview heute – aus Prozess und aus Inhalt besteht. Der Inhalt ist offensichtlich – es ist der Austausch von Informationen. Der *Prozess* – das heißt, die Beziehung zwischen dem Interviewer und dem Interviewten – liefert sogar noch relevantere Informationen, denn man bekommt einen kleinen Einblick darüber, wie der Klient sich anderen gegenüber verhält. Das ist wichtig, denn die Interviewsituation ist ein Mikrokosmos des Verhaltens des Klienten zu anderen Menschen. *Das* ist es also, was ich feststelle. Deshalb äußere ich mich zur Abwesenheit einer Beziehung zwischen uns bis zu jenem Augenblick, in dem Sie Blickkontakt mit mir aufgenommen haben.«

»Sie sagen also, dass mein Verhalten hier Ihnen etwas zu meinem Verhalten anderen gegenüber sagt.«

Ich nickte.

»Manchmal glaube ich, dass Seelenklempner viel zu viel Wert auf Beziehungen legen. Es gibt noch etwas anderes auf der Welt. Ich reiße mich nicht darum, mich mit anderen zu treffen. Ich kann sehr gut ohne sie auskommen. Manche Leute sind eben lieber allein.«

»Sie haben Recht. Ich gehe tatsächlich davon aus, dass Beziehungen außerordentlich wichtig sind. Ich glaube, wir sind in ihnen eingebettet, und uns allen geht es in Anwesenheit einer engen, fürsorglichen Beziehung besser. Wie in der langjährigen, guten, liebevollen Beziehung, die Sie mit Ihrer Frau führten.«

»Nun, das war einmal, und offen gestanden habe ich nicht die Energie, noch einmal von vorn anzufangen.«

»Oder vielleicht wollen Sie sich einem solchen Verlust und einer solchen Trauer nicht noch einmal aussetzen. Keine Beziehungen, kein Kummer.«

Rick nickte. »So ist es. Daran habe ich gedacht.«

»Am Ende schützen Sie sich zwar, aber der Preis ist hoch. Sie koppeln sich von so Vielem ab. Und lassen Sie mich Folgendes wiederholen: Sogar Ihr Dilemma ›Welche Aktivität?‹ könnte seine Macht verlieren, wenn Sie ›Welche Leute?‹ in die Gleichung einsetzten.«

»Richtig. Daran denke ich nie. Da kann was dran sein, aber ich glaube, Sie kehren mein ursprüngliches Anliegen, meinen Glauben an *Spontaneität*, unter den Teppich. Sie schreiben es einfach ab?«

»Nein, ich denke die ganze Zeit daran, während wir uns hier unterhalten. Ich persönlich schätze Spontaneität. Ich verlasse mich beim Schreiben darauf. Ich mag es, von unverhofften Dingen angezogen zu werden und mich in unvorhersehbare Richtungen aufzumachen. Ich mag das sogar sehr. Aber ich glaube nicht, dass viel von Ihrem Verhalten momentan von Spontaneität angetrieben, das heißt, von etwas außerhalb Ihrer selbst angezogen wird. Sie werden nicht gezogen, sondern vielmehr von einer Kraft in Ihnen selbst geschoben, die versucht, Angst oder Gefahr zu entgehen.«

»Könnten Sie das vielleicht auch etwas einfacher sagen?«

»Ich will es versuchen. Lassen Sie es mich so sagen: Ich glaube, dass ein Gefühl von großer Gefahr in Ihnen schlummert und Ihre natürliche Spontaneität verdirbt. Sie sagten selbst, dass Ihre Spontaneität sich in ein Monster verwandelt hat. Sie werden nicht von irgendeinem Ziel angezogen. Stattdessen scheinen Ihre Aktionen darauf abzuzielen, irgendeine innere Gefahr abzuwehren.«

»Was für eine innere Gefahr?«

»Tut mir leid, wenn ich mich wiederhole, aber ich weiß nicht, wie ich es anders sagen soll: Die Gefahr ist die Sterblichkeit, die Gefahr, der wir uns alle stellen müssen. Sie liegt in Ihrem Umgang mit dem Wissen, dass, wenn Ihre Frau stirbt, Sie auch sterben werden. Das Seniorenheim, so schön es auch sein mag, ist auch ein Omen dafür, und Sie erleben es als eine Falle, eine Endstation, als ein Gefängnis, das Sie einsperrt, und Sie wollen sich keinem seiner Terminpläne anschließen.«

Ich sah, dass er kaum merklich den Kopf schüttelte. »Ich habe es noch nie als Gefängnis betrachtet. Es wird verdammt gut geführt, und ich kann es verlassen, wann immer ich will.«

Ich wusste, dass ich nicht zu ihm durchdrang. Ich warf einen Blick auf die Uhr. »Apropos Terminpläne, Rick, es ist schon fast ein Uhr, und unsere Zeit ist bald um. Ich weiß, dass Sie jetzt verwirrt sind, aber ich bitte Sie, über alles nachzudenken, was ich gesagt habe, und mir dann eine Mail zu schicken. Ich wüsste gerne, ob irgendetwas davon später bei Ihnen Klick gemacht hat. Ich habe die Hoffnung, dass unsere Sitzung Ihnen Stoff zum Nachdenken geben wird und Ihre Therapie wieder Fahrt aufnimmt.«

»Ich denke darüber nach, in Ordnung. Im Moment ist alles

ein ziemliches Kuddelmuddel. Aber ich lasse es mir durch den Kopf gehen und schreibe Ihnen dann. Kann ich, sagen wir, in ein paar Monaten noch einmal zu Ihnen kommen, falls ich diese Geschichte hier wiederholen möchte?«

»Wenn ich da bin, würde ich mich freuen, Sie wiederzusehen.«

Ich war müde, als Rick gegangen war. Die Sitzung war ein Wettstreit, ein Kampf gewesen, und bei näherem Nachdenken fiel mir auf, dass ich dieses Paradoxon nie ausdrücklich angesprochen hatte, dass er einerseits diesen enormen Aufwand getrieben hatte, mich aufzusuchen, und sich andererseits fast allem widersetzt hatte, was ich ihm vorzuschlagen gehabt hatte. Alles, was ich in nur einer Sitzung tun kann, ist, authentisch zu sein, mich in das Leben des Patienten zu versetzen, Beobachtungen anzubieten und dann zu hoffen, dass er in der Lage sein wird, Türen zu öffnen und in seiner laufenden Therapie einige neue Seiten an sich zu erforschen. Ich rechnete damit, von ihm zu hören, aber lange Zeit herrschte Funkstille.

Dann, vier Monate später, kam eine E-Mail mit der Nachricht, dass Ricks Therapie tatsächlich wieder in Schwung gekommen war, allerdings auf unerwartete Weise.

Hi, Dr. Y.,
es geht mir besser. Sie haben mir tatsächlich geholfen, und es wird Zeit, dass ich Ihnen dafür danke. Seit meiner Rückkehr hat sich meine Therapeutin volle Kanne auf mein Konkurrenzverhalten gestürzt, und warum ich Ihnen gegenüber nicht zugeben konnte (oder wollte), dass Sie in unserer Sitzung einige gute Erkenntnisse gewonnen haben. Sie hat Recht, und es fällt mir schwer, es anzuerkennen. Also gut: Ich möchte Folgendes gestehen: Als Sie sagten, dass ich Fairlawn Oaks als Gefängnis sehe, hatten Sie vollkommen Recht. Und das wusste ich sogar schon,

als ich bei Ihnen war, wollte es aber nur nicht zugeben. Wissen Sie noch, dass ich Ihnen sagte, wie fasziniert ich von diesem Lied war?
Also, was ich bei Ihnen damals hätte sagen können, aber nicht gesagt habe, war, dass ich Ihnen die zweite Strophe von Don't Fence Me In *vorgesungen habe. Den Text der ersten Strophe habe ich nicht erwähnt. Das hole ich jetzt nach:*

Wildcat Kelly, lookin' mighty pale
Was standing by the sheriff's side
And when that sheriff said, »I'm sending you to jail«,
Wildcat raised his head and cried

Oh, give me land,
lots of land under starry skies above
*Don't fence me in …***

Danke, Rick

* *(Oh, gib mir Land,/'ne Menge Land und drüber sternenklare Himmel./ Sperr mich nicht ein./Lass mich durch die weite offene Landschaft reiten, die ich so liebe./Sperr mich nicht ein.*
Lass mich alleine in der Abendbrise/dem Gemurmel von Pappeln lauschen./Schick mich für immer fort, aber bitte,/Sperr mich nicht ein.)

** *(Wildcat Kelly, ziemlich blass,/stand neben dem Sheriff,/und als der Sheriff sagte: »Ich werf dich ins Gefängnis«,/hob Wildcat seinen Kopf und schrie/ Oh, gib mir Land, 'ne Menge Land und drüber sternenklare Himmel. Sperr mich nicht ein …)*

6

ZEIGEN SIE IHREN KINDERN, DASS SIE KLASSE HABEN

Der Tod, da ich nicht halten konnt,
hielt an, war gern bereit.

Diese ersten Zeilen eines Gedichts von Emily Dickinson kamen mir in den Sinn, als das Telefon klingelte und ich hörte, dass Astrid an einem geplatzten Aneurysma gestorben war. Astrid tot? Unmöglich. Mit unbändiger Energie hatte Astrid eine Krise und eine Tragödie nach der anderen abgeschüttelt und sich immer wieder neu aufgerappelt. Welch grenzenlose, knisternde Energie. Und nun für immer verstummt? Nein, an diesen Gedanken konnte ich mich nicht gewöhnen.

Astrid war eine Therapeutin, der ich über zehn Jahre als Supervisor und Therapeut gedient hatte, und wir waren darüber Freunde geworden. Als ihre Familie in einer E-Mail eine »Lebensfeier« für Astrid ankündigte, die zwei Wochen später in einem örtlichen Gemeindezentrum stattfinden sollte, sagte ich augenblicklich zu. Für den festgelegten Tag wählte ich Anzug und Krawatte – für mich als bekennender Kalifornier ein ausgesprochen ungewöhnliches Outfit – und erschien pünktlich zur Mittagszeit. Zusammen mit zweihundert weiteren Gästen wurde ich mit Champagner und Häppchen empfangen. Keine Blumen. Nichts Schwarzes. Keine Tränen oder langen Gesichter. Abgesehen von mir, weit und breit weder Anzug noch Krawatte. Bald spazierte ein kleines Kind, vermutlich ein Enkel von Astrid, mit einem Megaphon in der Hand durch die Menge und verkündete: »Bitte nehmen Sie Ihre Plätze ein. Die Zeremonie beginnt.«

Dann sahen wir uns ein perfekt komponiertes, vierzigminütiges Video an, das Astrids Leben Revue passieren ließ. Es führte uns nahtlos durch Begebenheiten aus ihrem Leben. Zuerst als Baby im Arm ihres Vaters, dem sie die Brille vom Kopf riss und fröhlich damit herumwedelte. Dann sahen wir in rascher Folge Astrids erste Schritte in die ausgebreiteten Arme ihrer Mutter, Astrid beim Sackhüpfen, Astrid als Jugendliche beim Surfen am Sunset Beach in Hawaii, Astrid bei ihrer Abschlussfeier in Vassar, Astrid als Braut bei ihrer letzten Eheschließung (sie war dreimal verheiratet), mehrere Schnappschüsse der schwangeren, strahlend lächelnden Astrid, Astrid beim Frisbee-Spielen mit ihren Kindern und dann das herzzerbrechende Finale, das mir die Tränen in die Augen trieb: Astrid, am Abend vor ihrem plötzlichen Tod, unbeschwert tanzend mit ihrem sechs Jahre alten Enkelsohn. Ich bedauerte es, als das Licht anging, da niemand wusste, was er jetzt tun sollte. Ein tapferer, selbstbewusster Gast klatschte, und bald stimmten die meisten Zuschauer ein. Ich ertappte mich dabei, dass ich mich nach einem traditionellen, religiösen Ritual sehnte – bei mir eine ausgesprochen seltene Gefühlsregung. Mir fehlten die behagliche, vertraute Kadenz und die geordnete, von Geistlichen und Rabbis vorgegebene Abfolge der Zeremonie. Was wird von jemandem auf einer Trauerfeier erwartet, die keine sein will und die mit Champagner und Hors d'œuvres beginnt und in der es keinen Raum für Tränen gibt?

Nachdem sich ihre drei Kinder und fünf ihrer Enkel hastig untereinander ausgetauscht hatten, schritten sie gemeinsam ans Mikrophon und erzählten nacheinander und erstaunlich gefasst von ihren Erinnerungen an Astrid. Alle waren gut vorbereitet und wortgewandt, doch am meisten faszinierte mich eine acht Jahre alte Enkelin, die erzählte, auf welche Weise ihre Großmutter die Kinder immer zum Spielen animiert hatte: Sie schlich sich klammheimlich von hinten an sie an heran und klapperte mit der Puzzle- oder Scrabble-Schachtel.

Da es sich hier um eine Lebensfeier und keine Trauerfeier handelte, überraschte es mich nicht, dass ihr viertes Kind, Julian, überhaupt nicht erwähnt wurde, der im Alter von sechzehn Jahren auf einem Golfplatz vom Blitz erschlagen worden war. Aber Astrid und ich hatten mehr als ein volles Therapiejahr damit verbracht, seinen Tod zu verarbeiten.

Anschließend standen viele Freunde Astrids spontan auf, stellten sich ans Mikrophon und erzählten von ihren persönlichen Erinnerungen. Nach zwei Stunden entstand eine kurze Pause, und ich rechnete damit, dass nun jemand das Ende der Veranstaltung ankündigen werde. Stattdessen erhob sich zu meiner Überraschung Wally, Astrids dritter und letzter Ehemann, und wandte sich an die feiernden Trauernden. Ich war erstaunt, wie gefasst er war. Ich versuchte mir vorzustellen, wie es wäre, wenige Wochen nach dem Tod meiner Frau auf einer solchen Veranstaltung zu sprechen, und ich wusste, dass ich dazu nicht in der Lage wäre. Ich könnte nicht erhobenen Hauptes an die Öffentlichkeit treten. Ich sah mir Wally genau an. Seit Jahren kannte ich ihn nur aus Astrids Beschreibungen, und nun stand ich vor der seltsamen Aufgabe, den Wally in Fleisch und Blut mit dem Bild in Einklang zu bringen, das Astrid mir von ihm vermittelt hatte. Bis jetzt war ich immer überrascht gewesen, wenn ich den Ehepartner von Patienten zum ersten Mal zu Gesicht bekommen hatte. Meistens dachte ich dann: *Ist dies wirklich dieselbe Person, von der mir so viele Stunden lang erzählt worden ist?*

Zu meiner Überraschung war Wally eine imposante Erscheinung und deutlich größer, gut aussehender und eleganter, als ich erwartet hatte. Und wesentlich präsenter. Astrid hatte ihn oft als abwesend beschrieben, als jemanden, der selbst mit über siebzig noch mit seinen Hedgefonds und seinem Büro verheiratet war, das er stets um sechs Uhr früh betrat, um sich auf den Handelsbeginn des Aktienmarktes vorzubereiten. Auch an den Wochenenden war er abwesend, entweder beim Segeln oder beim Reparieren seiner Siebenundzwanzig-Fuß-Slup. Astrid hatte mir erzählt, dass sie nie einen Fuß auf das Boot setzte. Ich erinnerte mich, dass wir beide lachen mussten, als sie mir erzählte, dass sie schon seekrank würde, wenn sie nur ein Boot sah, und ich ihr zur Antwort gab, dass ich schon seekrank würde, wenn ich nur ein Bild von einem Boot sehe.

»Ich danke Ihnen für Ihr Kommen, um von unserer Astrid Abschied zu nehmen«, begann Wally. »Ich weiß, dass viele ihrer Therapeutenkollegen hier sind, und wie Sie alle wissen, wurde sie des Unterrichtens nie müde. Und deshalb bin ich sicher, dass es ihr gefallen hätte, dass ich heute ein kleines Stück ihres Vermächtnisses an Sie weitergebe, nämlich ihre Geheimwaffe gegen Angstzustände: Eiersalatsandwiches!«

Ich zuckte zusammen. *O nein. Tu das nicht, Wally. Die liebe Astrid kaum zehn Tage tot, und schon mutest du uns hier eine Jay-Leno-Imitation zu.*

»Als Astrid noch ein Kind war«, fuhr Wally ungerührt fort, »und sich so gut wie über alles ärgerte – Schule, Streitereien mit Freunden, Probleme mit Jungs, was immer Sie wollen –, besänftigte ihre Mutter sie immer mit einem Eiersalatsandwich. Nur gehacktes Ei, Mayo, Sellerie und eine Spur Pfeffer auf getoastetem Weißbrot. Kein grüner Salat. Das nannte Astrid ihr Valium und behauptete, es wirkte viereinhalb Mal besser als Hühnersuppe. Immer wenn ich spätabends von der Garage durch die Küche nach Hause kam, warf ich einen Blick in die

Spüle, und wenn ich dort Eierschalen entdeckte, machte ich mich auf das Schlimmste gefasst.«

Ich sah mich um. Lächelnde Gesichter! Alle außer mir ließen sich auf Wallys Versuche ein, witzig zu sein. Einen Augenblick lang kam ich mir sehr allein vor, als ob ich der Einzige war, der das hier ernst nahm. Dann sagte ich mir, dass ich nicht der Outsider war – ich war vielmehr der *Insider*, derjenige, der Astrid wirklich kannte.

Während der ganzen Veranstaltung fuhren meine Gefühle Achterbahn. Anfangs, als die Redner über ihre besondere Beziehung zu Astrid und über ihre Erlebnisse mit ihr sprachen, hatte ich mir etwas auf meinen privilegierten Platz in ihrem Leben eingebildet. War schließlich nicht *ich* derjenige, der die Wahrheit kannte, derjenige, der die *echte* Astrid, die authentische Astrid kannte? Aber als ich dann einem Redner nach dem anderen zuhörte, kam ich ins Schwanken. Vielleicht war mein Glaube an einen privilegierten Platz in ihrem Leben eine Illusion gewesen. Ja, sie und ich hatten über so viele Jahre diese ganz besondere Wochenstunde miteinander verbracht. Und ich hatte Zugang zu dem, worauf es ankam – ich wusste genau über ihre Ängste und Leidenschaften Bescheid, ihre inneren Dialoge, Phantasien und Träume. Aber war das realer, wahrer, privilegierter, als zu wissen, was sie zum Lächeln brachte? Welche Menschen sie am liebsten mochte? Was sie gerne aß, welche Filme, Bücher, Läden, Yoga-Stellungen, Musik, Wolken, Illustrierten, Spiele, Snacks und TV-Serien sie am liebsten mochte? Die Insiderwitze mit Ehemann und Freunden, die sexuellen Geheimnisse, die nur Liebende kennen? Insbesondere fragte ich mich, ob ich sie besser kannte als dieses Enkelkind, das sich an ihre Schritte erinnerte, wenn sie sich hinter dem Sofa anschlich und mit den Teilen eines Scrabble-Spiels oder Puzzles rasselte? Ja, ich glaube, jenes Enkelkind war es, das mich in meine Schranken verwies und klarstellte, dass es, auch wenn ich einige Seiten von Astrid kannte, so vieles an ihr gab, was ich nie erfahren hatte.

Ich hatte Astrid vor mehr als zehn Jahren kennen gelernt, als sie mich bat, ihre Arbeit mit mehreren Patienten zu supervisieren. Sie war fünfzig, und obwohl sie schon jahrelang praktizierte, strebte sie stets danach, ihre Fähigkeiten zu perfektionieren. Sie war eine angenehme Schülerin: klug, empathisch, intelligent. In den folgenden zwei Jahren trafen wir uns jede zweite Woche für eine Sitzung. Die Supervision war ein Vergnügen. Selten war mir eine Schülerin mit einem so wunderbaren klinischen Instinkt begegnet. Aber gegen Ende des zweiten Jahres veränderte sich unsere Beziehung. Und zwar als sie begann, ihre Arbeit mit einem ihrer Patienten, einem jungen Mann namens Roy, zu schildern, einem chaotischen Alkoholiker, für den sie sich, was sonst nicht ihre Art war, übermäßig engagierte. Sie gab ihm ihre private Telefonnummer und nahm zu jeder Tages- und Nachtzeit Anrufe von ihm entgegen; tagsüber beschäftigte sie sich auch dann noch mit ihm, wenn sie andere Patienten im Sprechzimmer sitzen hatte; sie ließ zu, dass er Rechnungen von mehreren Tausend Dollar auflaufen ließ, die er ganz offensichtlich nie zu bezahlen gedachte. Sobald Astrid über Roy sprach, geriet sie selbst in eine Patientinnen-Rolle. Wenn es offensichtlich wird, dass der Supervisierte einem Patienten gegenüber starke und irrationale Gefühle hegt (im Fachjargon »Gegenübertragung« genannt), muss die Supervision oft die Richtung ändern.

Der Grund für ihre starken Gefühle für Roy war kein Geheimnis: Astrid hatte einen Bruder, Martin, gehabt, sechs Jahre älter als sie. Als Astrid heranwuchs, war er ihr während der Brustkrebserkrankung ihrer Mutter und nach deren Tod eine große Stütze gewesen. Martin hatte Astrid vor dem gewalttätigen Vater beschützt, und sie erinnerte sich noch an die gemeinsame Autofahrt von der Beerdigung ihrer Mutter nach Hause:

Er hatte den Arm um sie gelegt, sich zu ihr hinübergebeugt und ihr ins Ohr geflüstert: »Du kannst immer auf mich bauen, Astrid. Ich bin für dich da.« Martin hielt Wort, bis er sich den Marines anschloss und im Golfkrieg von 1991 diente, aus dem er mit dem Golfkriegssyndrom und multipler Drogensucht zurückkehrte. Obwohl sie ihr Bestes gab, für ihn da zu sein, hatte sie dem Heroin nichts entgegenzusetzen und konnte ihn 2005 nicht vor einer tödlichen Überdosis bewahren. Astrid verzieh sich nie, dass sie Martin nicht hatte beschützen können. Ihr übermäßiges Engagement für den jungen Roy war nur die neueste Verkörperung, den Versuch wiederzubeleben, ihren Bruder zu retten.

Zwei Jahre nach Martins Tod machte der Blitz, der ihren sechzehnjährigen Sohn tötete, erneut ihre Illusion zunichte, andere oder sich selbst beschützen zu können. Die Trauer nach dem Tod eines Kindes ist die schlimmste Trauer überhaupt. Um es mit den Worten von Yeats zu sagen: »Tragödie, äußerst destilliert«, und oft gibt es kein Ventil jenseits von Tränen. Astrids Tränen flossen im folgenden Jahr bei unseren zweimal wöchentlich stattfindenden Sitzungen unaufhörlich. Allmählich kam sie wieder auf die Beine, ließ sogar hin und wieder ihre ansteckende Lebensfreude aufblitzen, und wir kehrten wieder zu unseren wöchentlichen Intervallen zurück. Allerdings wählten wir dafür ein Format, in dem wir zwischen Supervision und Therapie hin und her wechselten. Schließlich gewann Astrid so viel von ihrer Gelassenheit wieder, dass ich die Frage aufwarf, ob wir die Therapie beenden sollten, aber wir beendeten sie eigentlich nie: Sie schöpfte Trost aus meiner Anwesenheit und rief mich alle paar Wochen an, um eine neue Supervisionssitzung zu vereinbaren.

Dann, vor einem Jahr, hinterließ Astrid an einem Abend am Wochenende eine Nachricht auf dem Anrufbeantworter, in der sie mir mitteilte, dass sie im Laufe des Tages mit dem Fahrrad gestürzt sei. Sie hatte sich zwar nur leicht verletzt, aber ihre Prellungen vergrößerten sich nun in beängstigendem Ausmaß. Sie konnte ihren Internisten nicht erreichen und wollte von mir wissen, ob sie in die Notaufnahme gehen sollte. Ich rief sie zurück und sagte ihr, dass ein Problem mit der Blutgerinnung definitiv ein Fall für die Notaufnahme sei.

Da ich in den folgenden Tagen nichts von ihr hörte, sprach ich mehrere Nachrichten auf ihren Anrufbeantworter, um zu erfahren, was der Besuch in der Notaufnahme ergeben hatte. Daraufhin erhielt ich einen Anruf von ihrem Sohn, der erklärte, dass seine Mutter keine Anrufe entgegennehmen könne: Sie liege in kritischem Zustand auf der Intensivstation. Die Ärzte hätten eine autoimmune Lebererkrankung diagnostiziert. Ich wusste nichts über diese Krankheit. Sie war während meines Medizinstudiums vor fünfzig Jahren nicht beschrieben worden, aber eine schnelle Recherche in der medizinischen Literatur ergab, dass es sich um eine ernste, oft tödlich verlaufende Krankheit handelte, bei der eine Lebertransplantation die besten Überlebenschancen bot. Zwei Wochen später rief ihr Sohn mich abermals an und teilte mir mit, dass der Zustand seiner Mutter sich drastisch verschlechtert habe; sie habe eine schwere Gelbsucht und akutes Leberversagen. Ein paar Tage später rief er abermals an – diesmal mit wunderbaren Neuigkeiten: Das Krankenhaus habe wie durch ein Wunder eine Leber ausfindig gemacht, die Transplantation sei erfolgt und sie sei in einem zwar ernsten, aber stabilen Zustand.

Drei Wochen später telefonierte ich kurz mit Astrid, und sie erzählte mir, dass sie allmählich wieder zu Kräften komme und bald entlassen werde. Ich besuchte sie zunächst bei ihr zu Hause, wo wir ein paar Sitzungen abhielten, und bald war Astrid wieder kräftig genug, um zu mir in die Praxis zu kommen. »Zur Hölle und wieder zurück«, sagte sie zu mir. »Die grauenvollste, furchterregendste, qualvollste Zeit meines Lebens – und wie du weißt, habe ich schon einiges hinter mir. Tagelang konnte ich im Krankenhaus nicht aufhören zu zittern, nicht aufhören zu weinen. Ich war sicher, dass ich sterben muss. Ich konnte nicht mit dir reden … konnte mit überhaupt niemandem reden. Und dann war plötzlich alles wie ausgewechselt.«

»Wie hast du das hinbekommen? Gab es einen bestimmten Auslöser?«

»Es war etwas sehr Spezielles. Ein Gespräch mit einer Krankenschwester – ein ziemlicher Drachen von Oberschwester, aber mit einem weichen Herz. Es war kurz bevor meine Kinder zu Besuch kommen wollten. Ich lag seit Tagen quasi im Sterben. Ich hatte fürchterliche Angst davor. Ich zitterte am ganzen Körper und heulte Rotz und Wasser. Und dann, kurz bevor meine Familie ins Zimmer kam, beugte sie sich zu mir und flüsterte mir ins Ohr: ›Zeigen Sie Ihren Kindern, dass Sie Klasse haben.‹ Das hat alles verändert.«

»Wie ›alles verändert‹?«

»Ich weiß nicht genau, wie. Aber es hatte verdammt viel Kraft. Irgendwie kam ich dadurch wieder zu Sinnen. Bis dahin hatte ich nichts als grauenvolle Angst. Ich war dem Tod so oft so nahe gewesen. Ich konnte nicht reden. Konnte nicht damit umgehen, konnte nicht einmal das Telefon in die Hand nehmen, um eine Sitzung mit dir zu verabreden. Ich konnte nur heulen. Diese Aussage ›Zeigen Sie Ihren Kindern, dass Sie Klasse haben‹, hat mich wachgerüttelt, mich dazu gebracht, auch an andere als immer nur an mich zu denken und mich erkennen lassen, dass ich immer noch etwas für meine Familie tun konnte, dass ich ihr ein Beispiel geben konnte. Diese Krankenschwester war wirklich etwas ganz Besonderes. Sie hat es mir mit dem Holzhammer beigebracht.«

Astrid wurde aus dem Krankenhaus entlassen, nahm nach und nach ihr früheres Leben wieder auf und vereinbarte wieder Termine mit ihren Patienten. Doch der Aufschub, den ihr der Tod gewährt hatte, war nur kurz. Ein paar Monate später klappte sie bei ihrem Friseur auf dem Stuhl zusammen und starb augenblicklich an einem geplatzten Aneurysma im Gehirn.

Das alles ging mir jetzt durch den Kopf, als ich mit den anderen Festgästen das Gemeindezentrum verließ. Dieses ganze Drama, dieses schwierige Leben, diese außerordentliche Leistung: sich durch die Trauer um den Tod ihrer Mutter zu arbeiten, sich von ihrem Vater zu befreien, den Tod ihres Bruders und vor allem den Tod ihres Sohnes zu überwinden. Sie hatte sich mit ihren Patienten und in ihrer eigenen Therapie durch so viele komplizierte Situationen gekämpft. Sie hatte ihre Leberkrankheit durch die Transplantation der Leber eines jungen Mannes überwunden, der bei einem Motorradunfall ums Leben gekommen war. Und dann wurde dieses ungewöhnliche Drama von einer einzelnen kleinen Arterie, die in ihrem Gehirn explodierte, mit einem Wimpernschlag ausgelöscht. Alles in einem Augenblick weg: dieses außergewöhnliche Universum ihrer Existenz; dieser große, angehäufte Schatz von Sinnesdaten; ihre überquellenden Erinnerungen eines ganzen Lebens; diese Schmerzen, dieser Mut, dieser Kampf und diese Transzendenz; diese Heerscharen von Transplantationschirurgen und Krankenschwestern; dieses ganze Grauen und Wehklagen, diese vielversprechenden Genesungsphasen. Und wofür? Wofür?

Ich hatte die Feier verlassen und ging gerade zu meinem Auto, das einen halben Block entfernt stand, als ich ein leichtes Tippen an meiner Schulter spürte, das mich aus meinen düsteren Gedanken riss. Ich drehte mich um und schaute in ein mir unbekanntes Gesicht: eine verdrießliche Frau um die fünfzig mit strähnigen blonden Haaren, bekleidet mit einem einfachen, altmodischen schwarzen Kostüm. Sie zögerte, wollte nicht recht mit der Sprache herausrücken: »Entschuldigen Sie, aber sind Sie Irvin Yalom?«

Ich nickte, und sie fuhr fort: »Ich habe Ihr Foto auf dem Umschlag Ihres Buches gesehen und dachte mir, dass Sie es sind.«

Ich wäre mit meinen Gedanken gern noch eine Weile bei Astrid geblieben und wollte mich nur ungern auf ein Gespräch einlassen. Deshalb lächelte ich nur und nickte.

»Astrid hat mir Ihr Buch geschenkt. Ich bin Justine Casey. Ich war eine von Astrids Krankenschwestern in der chirurgischen Station und ... äh, ich ... ich wollte Sie fragen, ob Sie noch immer Patienten annehmen.«

Noch immer? Seit Jahren, seit zehn oder fünfzehn Jahren mindestens, vielleicht sogar noch länger, fragt mich keiner mehr schlicht und ergreifend, ob ich noch Patienten nehme. Ohne Ausnahme heißt es: »Nehmen Sie *noch immer* Patienten an?« Eine dieser nicht enden wollenden, unnötigen und mittlerweile etwas nervtötenden Erinnerungen an mein fortgeschrittenes Alter. Ich sagte ihr, dass ich mich freuen würde, sie zu beraten, gab ihr meine Karte und bat sie, mich anzurufen und einen Termin zu vereinbaren. Als sie davonging, sah ich ihr nach und fragte mich, ob sie vielleicht die Krankenschwester war, von der Astrid gesprochen hatte. War sie es gewesen, die Astrid ins Ohr geflüstert hatte: »Zeigen Sie Ihren Kindern, dass Sie Klasse haben«?

Als Justine ein paar Tage später meine Praxis betrat, war ich berührt, wie geizig die Natur mit ihr umgegangen war. Ihre Proportionen stimmten nicht. Ihr angespanntes, verkniffenes Gesicht war zu klein für ihren großen Kopf, und ihre Rundlichkeit stand im Widerspruch zur typischen, kerzengeraden Körperhaltung einer Oberschwester. Sie erinnerte mich an die unnahbare, unfreundliche Miss Markum, die Oberschwester auf meiner Station im Johns Hopkins Hospital gewesen war, wo ich vor gut einem halben Jahrhundert als Assistenzarzt gearbeitet hatte. Bei dem Begriff »meine Station« musste ich schmunzeln, denn es war so offensichtlich Miss Markums Station gewesen. Ja, ja, die ewigen Reibereien zwischen Ärzten und Schwestern! Schnell verbannte ich die Vergangenheit aus meinen Gedanken und saß Justine, die den Kopf langsam hin und her drehte und verschiedene Gegenstände in meinem Sprechzimmer betrachtete, ein paar Augenblicke schweigend gegenüber. Ihr Blick blieb an meinem Bücherregal hängen, das an einer Wand stand.

»Ich sehe hier ein paar bekannte Titel, Dr. Yalom…«

»Was halten Sie davon, wenn wir uns mit Vornamen anreden? Irv und Justine?« Ich schlage das meinen Patienten fast immer vor, aber selten schon so früh. Vielleicht musste ich Miss Markum aus meinem Kopf bekommen.

»Nun, von mir aus, aber irgendwie ist das komisch – Sie, der angesehene Professor der Psychiatrie, und ich, die Oberschwester.«

»Danke, dass Sie nicht ›ehrwürdiger‹ Professor gesagt haben.«

Ein Lächeln huschte über ihr Gesicht. »Ich will's versuchen, aber es kann leicht sein, dass ich es wieder vergesse. Was so was angeht, bin ich alte Schule.« Sie warf abermals einen Blick auf mein Bücherregal. »Ich habe ein paar von Ihren Büchern gelesen. Sie waren wichtig für mich.«

»Waren diese Bücher der Grund für Ihre Entscheidung, mich aufzusuchen?«

»Ja, zum Teil. Der andere Grund ist der, dass unsere Patientin, also Astrid, so viel davon gesprochen hat, wie sehr Sie ihr geholfen haben. Sie hat ziemlich oft von Ihnen gesprochen.«

Unsere Patientin, das gefiel mir. Das konnte helfen, einen Kontakt zwischen uns aufzubauen. »Ich kannte unsere Patientin schon ziemlich lange. Eine wunderbare Frau. Auch eine gute

Therapeutin. Aber sagen Sie, gab es etwas in diesen Büchern, was Sie besonders angesprochen hat?«

»Vielleicht in dem Buch, das Astrid mir geschenkt hat: *In die Sonne schauen: Wie man die Angst vor dem Tod überwindet.* In meinem Exemplar habe ich jede Menge Passagen angestrichen. Ich habe es nicht nur einmal gelesen. Ich bin OP-Schwester und habe ständig mit todkranken Krebs- und transplantierten Patienten zu tun. In meiner Arbeit setze ich mich tagtäglich mit dem Tod auseinander. Ihr Roman *Die Schopenhauer-Kur* hat mir auch gefallen. Diese Hauptfigur, der Mann, der an einem malignen Melanom leidet, geht mir nicht mehr aus dem Kopf.«

»Ich habe den leisen Verdacht – es ist eigentlich mehr als ein Verdacht –, dass Sie es eigentlich schon ansprechen, aber vielleicht sollte ich Sie einfach direkt fragen: Sagen Sie mir, weshalb sind Sie zu mir gekommen? Was beschäftigt Sie im Augenblick?«

Justin atmete hörbar aus, ließ die Arme baumeln und lehnte sich in ihrem Stuhl zurück. »Was beschäftigt mich im Augenblick *nicht*? Es gibt so viele offene Baustellen.« Sie unterbrach sich. Ihre Beklemmung war spürbar.

»Legen Sie einfach los, Justine. Hier sind Sie sicher.«

Sie machte ein erschrockenes Gesicht. Vielleicht hatte sie sich noch nicht daran gewöhnt, mit Justine angesprochen zu werden. Sie sah mir direkt ins Gesicht. Ich konnte mir vorstellen, dass bis jetzt nur wenige Menschen zu ihr gesagt hatten, dass sie in Sicherheit war.

»Also gut.« Sie atmete tief ein. »Die Sache ist die: Ich fange gleich mit dem Heftigsten an. Vor einem Monat habe ich mir einen Leberfleck am Fuß entfernen lassen, und nach dem pathologischen Bericht ist es ein malignes Melanom. Sie können sich mein Interesse an diesem Typen in Ihrem Schopenhauer-Buch vorstellen. Julius, stimmt's? Ich habe den Abschnitt wiederholt gelesen, der seinen Tod beschreibt, und jedes Mal geheult.«

»Das mit Ihrem Melanom tut mir sehr leid, Justine. Erzählen Sie mir einfach, was Ihr Arzt gesagt hat.«

»Es war nicht gerade gut, hätte aber noch schlimmer sein können. Die Läsion war leicht ulzeriert und ziemlich tief, ungefähr vier Millimeter, aber die erste Lymphknotenstation ist anscheinend frei von Tumorzellen. Sie wissen, wovon ich spreche? Die inguinalen Lymphknoten? Wenn ich mit Psychiatern rede, ist mir nie klar, wie viel sie noch aus ihrem Medizinstudium wissen.«

»Ich gebe zu, dass sich bei mir gähnende Abgründe auftun, sobald es um neuere Medizin geht. Aber ich habe extensiv mit Krebspatienten gearbeitet und kann Ihnen bis jetzt folgen.«

»Gut. Nun, dass keine Lymphknoten befallen waren, macht natürlich Mut, aber die Tiefe des Hauptherdes ist schon beunruhigend. Ich bin nicht so schlecht dran wie Julius, aber die Wahrscheinlichkeit ist ziemlich groß, dass der Krebs wiederkommt. Der Pathologe sagt, vielleicht knapp fünfzig Prozent. Na ja, und jetzt versuche ich eben, damit zu leben.«

Wir saßen eine Weile schweigend zusammen. Ich fühlte mit ihr. Fünfzig Prozent Wahrscheinlichkeit, dass er zurückkam! Und sollte das der Fall sein, wussten wir beide, dass es keine wirkungsvolle Behandlung geben würde. Ich versuchte mich in sie hineinzuversetzen und spürte, wie ich zu schwitzen begann. »Das ist wirklich schlimm, Justine. Aber oft hilft es, wenn jemand da ist, dem man es erzählen kann.«

»Warten Sie, das ist noch nicht alles.«

»Richtig. Ich habe mir gemerkt, dass Sie vorhin sagten: ›Was beschäftigt mich im Augenblick *nicht*?‹ Was ist sonst noch in Ihrem Leben los?«

»Die meiste Zeit meines Lebens ist mit Arbeit ausgefüllt, und in meiner Arbeit sehe ich viel Leid. Nehmen Sie Astrid zum Beispiel. Ich habe sie wochenlang gepflegt, habe sie gut kennen gelernt, wirklich gut, und jetzt ist sie tot. Wir haben so hart gearbeitet. Sie war so krank, dem Tod so nah; ihr Bilirubin und ihre Thromboplasten waren jenseits von Gut und Böse; ihre Gelbsucht war so schlimm, wie ich sie noch nie bei einem Patienten gesehen habe; und wie durch ein Wunder hat sich die Möglichkeit einer Lebertransplantation ergeben, und wir konnten sie retten und wieder heilen. Und jetzt, ein paar Monate später, ist sie plötzlich tot – einfach so. Und sie ist nur eine von vielen, vielen Patienten. Das ist die Geschichte mit den *meisten* meiner Patienten, meiner Lungentransplantierten mit zystischer Fibrose, der Patienten mit fortgeschrittenem Ovarial-, Cervix- oder Pankreaskarzinom. Ich lerne sie näher kennen, schufte mir den Arsch ab, um sie zu retten, und wofür? Normalerweise sterben sie bald. Ich bin nur ihre Begleitung durch das Tal des Todes. Mein großes Dilemma ist, dass ich, wenn ich Abstand halte, eine schlechte Krankenschwester bin, die ihre Arbeit nicht richtig macht. Wenn ich aber meine Arbeit richtig mache, verbrenne ich innerlich.«

»Das klingt vertraut, Justine. Sehr vertraut. Ich möchte Ihnen etwas erzählen. Vor ein paar Tagen, als Sie mir nach Astrids Trauerfeier auf die Schulter getippt haben, war ich nicht gut ansprechbar, weil ich über die gleichen Gedanken grübelte, weil mir genau die gleichen Gedanken durch den Kopf gingen. So viel Arbeit, meine Arbeit, Astrids Arbeit, Ihre Arbeit, und dann ist sie auf einmal nicht mehr da. Es ist schwer, sich damit abzufinden.«

»Ich habe letzte Woche gezögert, bevor ich Ihnen auf die Schulter getippt habe. Ich hatte das Gefühl, Sie bei irgendetwas zu stören.«

»Ich freue mich, dass Sie es trotzdem riskiert haben. Aber fahren wir fort. Gibt es in Ihrem sonstigen Leben noch etwas, worüber wir sprechen sollten?«

Justine nickte langsam: »Mein sonstiges Leben … das ist das Problem. Da gibt es zu wenig. Mein Leben findet kaum statt. Mein Mann und ich haben uns vor über zwanzig Jahren getrennt.« Sie holte tief Luft. »Und nun zum Härtesten überhaupt. Ich habe ein einziges Kind … *hatte* ein einziges Kind … einen Heroinsüchtigen. Er ist in San Quentin und sitzt eine Haftstrafe von zehn Jahren wegen Körperverletzung mit Todesfolge, Rauschgifthandel und Einbruch ab.«

»Als Sie sagten, Sie *hatten* ein einziges Kind, dachte ich, Sie wollten damit sagen, dass es tot ist.«

»Genau das meinte ich auch. Für mich ist er nämlich tot. Ich bete darum, dass ich ihn nie mehr sehe. Ich habe ihn abgeschrieben. Ganz und gar. Ich habe keine Kinder. Ich bin ganz allein.«

»Das setzt Ihnen sehr zu.«

»Es *würde* mir sehr zusetzen, wenn ich mir erlauben würde, darüber nachzudenken, aber wie gesagt: Ich habe ihn abgeschrieben. All die Jahre war mein Kummer unerträglich. Mein Sohn hat mich auf jede erdenkliche Art und Weise verletzt, und zum Schluss hat er gestohlen, was ihm unter die Finger kam, und das war noch nicht alles.«

»Haben Sie sich für eines Ihrer Probleme jemals Hilfe geholt, für Ihre Einstellung zur Arbeit, Ihr Melanom, Ihren Ehemann, Ihren Sohn?«

Justine schüttelte den Kopf. »Nein, nie. Ich bin hart im Nehmen. Dafür bin ich bekannt, und das ist mir sogar sehr recht. Ich kann selbst auf mich aufpassen. Selbst jetzt bei Ihnen möchte ich gleich vorausschicken, dass ich nicht viel verlange. Zwei, vielleicht drei Sitzungen – nur so lange, bis ich mich wieder einigermaßen gefangen habe. Abgesehen davon habe ich noch immer so viele Schulden wegen der Kreditkarte, die mir mein Sohn gestohlen hat, dass ich mir vermutlich gar nicht viel mehr erlauben kann. Und wenn das Melanom aufwacht und beschließt, auf Wanderschaft zu gehen: Wer weiß, wie lange ich dann noch arbeitsfähig bin.« Sie unterbrach sich und sah mich direkt an. »Ist das für Sie in Ordnung, diese wirklich kurze Therapie? Bitte sprechen Sie offen mit mir. Astrid hat mir erzählt, dass Sie nicht um den heißen Brei herumreden.«

»Ich habe kein Problem mit Kurzzeittherapien. Ich schlage vor, dass wir drei Sitzungen machen, diese heute und dann noch zwei. Wenn Sie dann der Meinung sind, dass Sie weitere Sitzungen brauchen, können wir jederzeit neu verhandeln. Und ich will ehrlich sein: Diese begrenzte Zeit hat auch etwas Gutes. Dieser Begriff ›innerlich verbrennen‹, den Sie da benutzt haben, trifft auch bei mir genau ins Schwarze: Nach Astrids Tod habe auch ich das Gefühl, innerlich verbrannt zu sein. Ja, eine Kurzzeittherapie käme mir entgegen. Ich denke, das geht dann ohne Verbrennungen ab.«

»Du meine Güte! Astrid hatte Recht – Sie reden wirklich nicht um den heißen Brei herum. Das bin ich nicht gewohnt. Die Psychiater auf der Station winden sich immer irgendwie heraus.«

»Ich werde mich redlich bemühen, mich nicht herauszuwinden. Und jetzt möchte ich Ihnen eine Frage stellen, die Ihnen vielleicht seltsam vorkommt. Wie geht es Ihnen bis jetzt in dieser Sitzung? Ich weiß, wir haben gerade erst begonnen, aber Sie haben mir schon viel Persönliches erzählt, und ich habe das Gefühl, dass das für Sie nicht unbedingt normal ist.«

»Überhaupt nicht normal. Aber Sie machen es einem auch nicht sehr schwer. Ich öffne mich schon, aber höchstens gegenüber zwei guten Freundinnen aus meiner Schulzeit, Connie und Jackie. Wir leben in verschiedenen Landesteilen, halten aber mindestens einmal die Woche über Skype oder Telefon Kontakt. Connies Familie hat ein wunderschönes Ferienhaus am Lake Michigan, wo wir uns jeden Sommer treffen.«

»Und sie sind enge Vertraute?«

Justine nickte. »Genau. Sie wissen fast alles von mir. Sogar die Geschichte mit meinem Sohn. Sie sind meine einzigen Vertrauten.«

»Abgesehen von mir?«

»Richtig. Aber ich habe den beiden nichts von dem Melanom erzählt. Das wissen nur Sie.«

»Weil?«

»Ich glaube, das können Sie sich denken. Krebs ist einfach eine heftige Sache. Wenn es nicht die eigene Familie ist, ziehen sich alle von einem zurück.«

»Würden Connie und Jackie sich denn zurückziehen?«

»Hm, weiß ich nicht. Vermutlich nicht.«

»Dann erzählen Sie es ihnen nicht, weil? …«

»Hilfe, gönnen Sie einer alten Frau eine Pause!«

»Treibe ich Sie zu sehr an? Tut mir leid.«

»Nein, nein, machen Sie nur weiter. Es ist wahrscheinlich gut für mich. Sonst bin ich immer die Toughe, die alle anderen antreibt. Vielleicht kann ich noch was lernen, jetzt, wo ich auf der anderen Seite stehe. Und dazu kommt, dass Sie mich genau an der richtigen Stelle antreiben. Sie haben einen ziemlich guten Riecher. Nächsten Monat will ich mich wieder mit Connie und Jackie treffen, und ich denke schon seit ein paar Wochen darüber nach, ob ich es ihnen nun erzählen soll oder nicht. Also, ehrlich gesagt, ist dieses ständige Hin und Her, ob ich es ihnen erzählen soll oder nicht, wahrscheinlich der Hauptgrund dafür, dass ich mich an Sie gewandt habe.«

»Dann bohren wir doch ein bisschen nach: Wovor fürchten Sie sich am meisten, falls Sie es ihnen sagen sollten?«

»Mitleid, glaube ich – Mitleid und dass sie sich zurückziehen. Bei den beiden kann ich mich so geben, wie ich wirklich bin, und das will ich nicht aufs Spiel setzen. Ich mache mir Sorgen, dass ich sie verlieren könnte. Als ich klein war, hat meine Oma in New York immer ihr Geld zusammengekratzt, damit sie mich jeden Sommer ins Ferienlager in den Adirondacks schicken konnte. Die meisten Kinder waren zwei Monate dort, aber ein paar nur einen Monat. Ich weiß noch, dass ich mich zum Ende des ersten Monats von den Kindern abgesondert habe, die früher nach Hause fuhren, und mich nur noch mit denen abgegeben habe, die länger blieben. Beziehungen mit Sterbenden zu pflegen, hat nicht viel Zukunft.«

»Sie sind das Risiko eingegangen, mir von Ihrem Melanom zu erzählen. Irgendwelche Fragen, die Sie mir stellen wollen?«

Justine starrte mich ungläubig an: »Du meine Güte, das ist ja was ganz Neues. Ich wusste nicht, dass Psychiater auch Fragen beantworten.« Sie überlegte ein paar Augenblicke und sagte dann: »Ja, ich habe allerdings eine Frage, falls Sie sie beantworten wollen: Haben Sie Mitleid mit mir?«

»Ich will Ihrer Frage wirklich nicht ausweichen, aber dieses Wort ›Mitleid‹ bringt mich ein bisschen aus der Fassung. Sie müssen klarer sagen, was Sie unter ›Mitleid‹ verstehen.«

»Warum habe ich nur das Gefühl, dass Sie meiner Frage *sehr* wohl ausweichen? Also, ich will es anders ausdrücken: Was genau haben Sie für mich empfunden, als ich Ihnen von dem Melanom erzählt habe?«

»Bedauern, Mitgefühl, Sorge – das waren meine ersten Gefühle. Dann stellte ich mir vor, *mir* würde jemand sagen, ich hätte ein Melanom, und dann bekam ich Angst – ich spürte fast, wie ich zu schwitzen begann. Mein Problem mit Ihrem Begriff ›Mitleid‹ war, dass dieser Begriff eine Nebenbedeutung hat, nämlich Mitleid mit jemand ›anderem‹ oder sogar ›Geringerem‹, als ich es bin. Ich bemitleide einen halb verhungerten Hund oder ein verletztes Kätzchen. Aber Justine, Sie sind nicht jemand ›anderer‹. Sie sind nicht anders als ich. Sie sehen sich mit etwas konfrontiert, mit dem wir uns alle früher oder später konfrontieren müssen. Ich habe keine bestimmte Krankheit, aber mein biblisches Alter zwingt mich ständig dazu, über mein Lebensende nachzudenken. Ich habe den Verdacht, dass Ihre guten Freundinnen ähnlich darauf reagieren werden. Und ich persönlich kann mir schon jetzt nicht vorstellen, Sie im Stich zu lassen, und ich kann mir auch nicht vorstellen, dass sie Sie im Stich lassen werden.«

In unserer zweiten Sitzung dankte Justine mir für meinen Rat. Sie hatte ihren beiden Freundinnen tatsächlich von ihrem Melanom erzählt, und sie hatten mitfühlend und liebevoll reagiert. Sie kam mir warmherziger vor, dankte mir mit einem flüchtigen Lächeln und kam dann auf die Angelegenheit mit ihrem Sohn zu sprechen. Die ganze restliche Sitzung erzählte sie mir die alptraumhafte Geschichte ihres einzigen Kindes.

»Vielleicht hätte ich nie heiraten sollen. Ich habe nie damit gerechnet. Schon von Geburt an war ich plump und ungeschickt. Ich war nie attraktiv, mir fehlte die typisch weibliche Raffinesse, und ich hatte keine weiblichen Vorbilder. Meine Mutter starb an Gebärmutterhalskrebs, als ich neun war. Ich hatte keine Geschwister und einen meist abwesenden Vater, einen barschen, ungebildeten Menschen, der Fernfahrer war und nur an den Wochenenden nach Hause kam. Meine Großmutter väterlicherseits, aus Jugoslawien immigriert, zog mich auf. Sie war eine unglückliche Frau, die kaum Englisch konnte. Männer interessierten sich nicht für mich, und auch wenn es den einen oder anderen One-Night-Stand gab, hatte ich noch nie eine gute Beziehung zu einem Mann. Ich hätte wahrscheinlich nie geheiratet, wenn ich nicht schwanger geworden wäre und mit Unterstützung meiner Oma den Vater gezwungen hätte, mich zu heiraten. Das war ungefähr fünf Jahre nach der Schwesternschule. Die Heirat war ein Fehler: Er war ein brutaler, alkoholsüchtiger Schläger, der James und mich so übel misshandelt hat, dass ich eines Tages, während er auf der Arbeit war, meine Sachen gepackt habe und mit dem damals dreijährigen James abgehauen bin. Ich fuhr dann mehrere Hundert Meilen nach Chicago, wo ich ein Jobangebot vom Michael Reese Hospital hatte. Ich habe nie einen Blick zurückgeworfen. Ich habe mit meinem Mann nie wieder Kontakt aufgenommen. Allerdings bezweifle ich auch, dass er ernsthaft nach uns gesucht hat. Wahrscheinlich war er erleichtert, dass wir weg waren.«

»Erzählen Sie weiter. Erzählen Sie mir von sich und James.«

»Ich habe für ihn getan, was ich konnte. Vierzig Stunden die Woche war ich Krankenschwester und die restliche Zeit Mutter. Ich hatte kein anderes Leben. Null. Und James war von Anfang an schwierig: Schlafprobleme, Schwierigkeiten beim Laufen, beim Sprechen, beim Spielen mit anderen Kindern. Und er war sein ganzes Leben lang schwer verhaltensauffällig. Ich habe inzwischen viel gelesen, und ich glaube, dass er schon als Soziopath auf die Welt gekommen ist, dass er schon immer etwas tief Angelegtes, Angeborenes, Genetisches, Unveränderliches an sich hatte. Er hatte auch massive Lernprobleme, konnte sich einfach nicht konzentrieren, lernte nie richtig lesen, war immer nur auf Sonderschulen. Heutzutage würde man das vermutlich ein schweres Aufmerksamkeitsdefizitsyndrom nennen.«

Justine fuhr fast die ganze Stunde lang fort, mir James' medizinische und psychologische Probleme sowie die unzähligen Behandlungsversuche zu schildern.

»Wir haben es mit allen möglichen Medikamenten versucht, mit Ritalin, krampflösenden Mitteln und sogar Neuroleptika. Nichts hat geholfen. Ich habe mein ganzes Geld für medizinische und psychologische Hilfe ausgegeben. Alles für die Katz. Als er in die Pubertät kam, fing er massiv an, Partydrogen zu konsumieren. Er warf alles ein, was ihm unter die Finger kam. Ich schickte ihn in Suchtkliniken, Reha-Einrichtungen und zur Wildnis-Therapie. Immer haute er ab. Er hat sich allem widersetzt. Dann kam er mit sechzehn oder siebzehn Jahren mit harten Drogen in Kontakt, hauptsächlich Heroin, und danach ging alles den Bach hinunter. Er hat mir alles gestohlen, was ihm in die Finger kam, unter anderem auch Tausende von Dollar mithilfe meiner Kreditkarte. Er hat meine Nachbarn und Freunde beklaut, und schließlich habe ich ihn rausgeschmissen und verstoßen. Das Nächste und Letzte, was ich von ihm gehört habe, war, dass er in San Quentin einsitzt. Das ist die ganze Geschichte. Und allein vom Erzählen bin ich jetzt fix und fertig.«

Justine lehnte sich im Stuhl zurück und wischte sich mit einem Taschentuch über die Augen.

Nach ein paar Augenblicken hob sie den Kopf und fügte hinzu: »Ich habe mir die ganze Woche überlegt, wie ich Ihnen diese Geschichte erzählen soll. Ich habe dieses Gespräch vorher eingeübt und mir Ihre Reaktion ausgemalt.«

»Die wie aussah? …«

»Ich habe mir vorgestellt, dass Sie sich nach positiven Erinnerungen aus seiner Kindheit erkundigen, darüber, wie es war, ihn zu Bett zu bringen, über zärtliche Gefühle, die ich für ihn hegte, oder über gute Zeiten, die wir miteinander hatten. Und meine Antwort an Sie ist folgende: *Ich kann mich an keine einzige Situation erinnern, in der es so gewesen wäre. Und das meine ich genau so. An keine einzige.*«

»Sie haben Recht. Sie haben den Nagel auf den Kopf getroffen: Genau das hätte ich Sie gefragt. Und Ihre Antwort wiegt sehr schwer, ist sehr düster. Ihre Geschichte macht mich traurig. Trauer um James und noch mehr Trauer um Sie. Sagen Sie, haben Sie das alles auch Connie und Jackie erzählt?«

»Alles. Ich habe sie von Anfang an eingeweiht, schon als James geboren wurde, und sie haben jeden Schritt des Weges mitverfolgt. Aber hier und heute ist es etwas ganz anderes, die ganze Geschichte in einem Rutsch zu erzählen. So habe ich das noch nie jemandem erzählt. Ich bin fix und fertig.«

»Es ist mir unangenehm, Ihnen noch mehr Fragen zu stellen, aber es ist am besten, alles herauszulassen – ungefähr so, als würden wir einen Abszess herausschneiden. Beschreiben Sie Ihre Gefühle jetzt in diesem Moment hier mit mir.«

»Scham. Als ob Sie zu mir nach Hause gekommen wären und nur Dreck und Lumpen vorfinden.« Sie unterbrach sich kurz und fragte dann: »Haben Sie Kinder?«

»Vier. Ich weiß, was es heißt, Kinder zu haben, und ich kann Ihnen nachfühlen, wie unerträglich schmerzvoll das für Sie sein muss. Aber trotzdem: Hören Sie nicht auf. Ich möchte, dass Sie alles herauslassen.«

»Ich muss eine grauenhafte Mutter gewesen sein, aber glauben Sie mir, ich habe es versucht – ich habe alles getan, was in meiner Macht stand. Aber es ist Scham. Es ... James ... diese Kreatur in San Quentin ... wie man es auch dreht und wendet, er ist ein Teil von mir. Er hat ein Banner um sich gewickelt, auf dem steht: ›Made by Justine Casey‹.«

»Glauben Sie, dass andere so denken?«

Justine schluchzte und nickte: »Ja, alle, die meine Geschichte kennen.«

»Ich kenne Ihre Geschichte, und ich denke nicht so. Versuchen Sie weiterzusprechen. Welche anderen Fragen haben Sie noch an mich?«

»Bin ich grauenvoll? Bin ich ein Monster von Mutter? Bin ich James? Ist er ich?«

»Nichts dergleichen. Ich möchte Ihnen sagen, dass ich auf Ihrer Seite stehe, Justine. Ich bin da, um Ihnen zu helfen. Kein einziges Mal, keinen einzigen Augenblick lang sind mir solche Gedanken in den Sinn gekommen. Was mir im Moment aber tatsächlich ständig durch den Kopf geht, ist, wie unbarmherzig hart Sie zu sich selbst sind. Wir müssen für heute Schluss machen, aber ich möchte einen Teil unserer letzten Sitzung auf das Thema konzentrieren, wie Sie freundlicher mit sich selbst umgehen können.«

***

Eine Woche später erschien Justine in meinem Sprechzimmer mit einem gefalteten Blatt Papier. »Letzte Nacht habe ich etwas geträumt, und ich weiß aus Ihren Büchern, dass Sie Wert auf Träume legen. Dieser Traum hat mich um vier Uhr früh geweckt. Ich glaube, er hatte etwas mit Ihnen zu tun.«

»Dann wollen wir ihn uns einmal ansehen.«

Sie faltete das Blatt auseinander. »Das hier ist nur ein Bruchteil – an das meiste kann ich mich nicht mehr erinnern ... Ich gehe einen Weg entlang und steige durch ein Fenster in einen großen dunklen Raum. Irgendwie erinnert mich dieser Weg an den Weg zu Ihrer Praxis, aber es ist Nacht, und ich kann nicht viel erkennen. Sobald ich den Raum betreten habe, verstecke ich mich hinter einem sehr kleinen Stuhl und warte. Ich halte eine Waffe in der Hand. Plötzlich merke ich, dass der Stuhl nicht mehr da ist. Jemand hat ihn weggenommen, und ich bin voll zu sehen, vollkommen ungeschützt. Ich habe eine Heidenangst. Und in diesem Moment wache ich schweißgebadet auf.«

»Haben Sie eine Vermutung, was dieser Traum bedeuten könnte?«

»Ich habe auch nicht ansatzweise irgendeine Ahnung. Wie geht es jetzt weiter?«

»Da wir nur noch diese letzte Sitzung haben, haben wir nicht die Zeit, Ihren Traum gründlicher zu erforschen, aber normalerweise würde ich Sie bitten, über bestimmte Teile des Traums nachzudenken und einfach frei zu assoziieren. Mit anderen Worten, einfach laut wiederzukäuen, Ihren Gedanken freien Lauf zu lassen. Aber aus Zeitmangel will ich den Anfang machen. Was mir an dem Traum auffällt, ist der Ort des Geschehens. Sie sagen, er ähnelt dem Weg zu meiner Praxis. Dazu kommt, dass Sie ihn in der Nacht vor unserem Termin geträumt haben. Irgendwelche Vermutungen insoweit?«

»Es war der Weg zu Ihnen. Ich hörte den Kies knirschen, genau wie auf dem Weg zu Ihrem Haus. Aber das Fenster und der sehr große Raum, die kommen mir nicht bekannt vor. Ein großer Raum, vielleicht eine Filmkulisse? Ich weiß nicht, woher ich das habe.«

»Und dann versuchen Sie sich zu verstecken, aber hinter einem sehr kleinen Stuhl, der Ihnen anscheinend nicht viel Schutz bietet. Und dann ist er gleich darauf nicht mehr da. Sie sind also in meinem Sprechzimmer, und plötzlich ist Ihr Versteck verschwunden. Auf welche Gedanken bringt Sie *das*?«

»Ich verstehe, worauf Sie hinauswollen. Ich bin hier in diesem Sprechzimmer, vielleicht war es Ihr Sprechzimmer, und jemand hat mir meinen Schutz entrissen, und ich kann mich nicht verstecken, und ich bekomme große Angst.«

»Sie sagen, dass Ihnen Ihr Schutz entrissen wurde, aber Sie haben ihn selbst weggerissen, und zwar durch Ihre Entscheidung, hierherzukommen.«

»Es war härter, als ich dachte. Ich konnte mich nicht vor Ihnen verstecken oder habe mich einfach nicht vor Ihnen versteckt, und meine Brust war nackt.«

»Nackt?«

»So meinte ich das nicht...« Justine wurde rot. »Was ich meinte, war, dass ich mir alles von der Seele geredet habe, dass ich wieder frei atmen konnte, dass mein Brustkorb also nackt und frei war.«

Seltsamer Versprecher und wahrscheinlich voller Bedeutung, aber wir hatten keine Zeit, das in dieser letzten Sitzung zu explorieren. Ich merkte es mir vor, legte es zur Seite für den Fall, dass Justine irgendwann vielleicht eine längere Therapie anstreben sollte. Ich antwortete: »Ein weiterer Aspekt des Traumes ist, dass es Nacht ist, dass Sie heimlich durch ein Fenster einsteigen und sich im Haus verstecken. Ich frage mich, ob das mit dieser unkonventionellen Art zu tun hat, wie Sie mich kontaktiert haben. Sich auf Astrids Trauerfeier zu begegnen und dort einen Termin zu vereinbaren, ist irgendwie nicht das Gleiche, wie durch die Haustür in meine Praxis zu kommen. Und dann wollen Sie sicherstellen, dass es nur ein paar wenige Sitzungen sind.«

»Ja, das trifft es genau: Ich verstehe, was Sie meinen.«

»Aber ich denke ständig über die Pistole nach, die Sie bei sich tragen. Was fällt Ihnen dazu ein?«

»Ich habe nie etwas von einer Pistole gesagt. Ich sagte, ich hatte eine *Waffe*.«

»Sagen Sie: Haben Sie den Traum immer noch vor Augen?«

Justine schloss die Augen und schien wegzudämmern. »Richtig, ich sehe es. Ich kann es erkennen, aber es ist ein bisschen unscharf. Aber ich sehe, dass ich eine Waffe trage, die bestimmt keine Pistole ist. Ich trage etwas Großes, Riesiges. Es ist eine Bazooka – nein, nein, es ist eine Atombombe.« Sie öffnete die Augen und schüttelte den Kopf.

»Da ist viel Gefühl im Spiel. Bleiben Sie dran; machen Sie weiter. Was ist mit dieser riesigen Waffe?«

»Der Traum sagt mir, dass ich gefährlich bin.«

»Sagen Sie mehr darüber, gefährlich zu sein.«

»In Wirklichkeit bin ich tatsächlich gefährlich. Giftig. Ich bin voller Wut. Böse, wütende Gedanken über alle Leute schwirren mir im Kopf herum. Deshalb halte ich mich von Menschen fern. Deshalb bin ich so allein.«

Wir schwiegen eine Weile. Die Zeit war reif. Ich zögerte,

während ich ausformulierte, was ich ihr sagen wollte und musste. »Es gibt etwas, was ich Ihnen sagen wollte. Ich habe bis jetzt geschwiegen, weil ich mich unbehaglich fühle, wenn es um vertrauliche Dinge zwischen Arzt und Patienten geht. Es ist etwas, was Astrid mir in der Therapie erzählt hat, und grundsätzlich wiederhole ich niemals etwas, was ein Patient in der Therapie zu mir sagt. Aber das hier könnte von so großer Wichtigkeit für Sie sein, dass ich nicht schweigen kann. Darüber hinaus bin ich sicher, dass Astrid nichts dagegen gehabt hätte, wenn ich es Ihnen erzähle.«

Justines Blick bohrte sich in meine Augen.

»Astrid erzählte mir von einer Zeit, in der es ihr so schlecht wie nie ging – sie war überwältigt von Angst, den sicheren Tod vor Augen, unfähig, ihre Tränen zu kontrollieren. Sie wartete gerade darauf, dass ihre Familie sie besuchen kam, als sich eine Schwester über sie beugte und ihr ins Ohr flüsterte: ›Zeigen Sie Ihren Kindern, dass Sie Klasse haben.‹«

Ich schwieg und warf Justine einen Blick zu. Ihr Gesicht, ihr ganzer Körper war regungslos, wie in Schockstarre.

»Sie hat mir keinen Namen genannt und sagte nur, dass es eine ziemlich resolute Krankenschwester war, der sie aber hohen Respekt entgegenbrachte. Waren Sie das, Justine? Haben Sie das zu ihr gesagt?«

»Ja, ich habe das zu ihr gesagt.«

»Astrid sagte mir, dass diese Worte, Ihre Worte, ›transformativ‹ waren. Sie nannte es den Wendepunkt in ihrem Leiden. Sie sagte, es seien die hilfreichsten Worte gewesen, die sie jemals gehört hätte.«

»Wieso? Warum?«

»Sie sagte, dass diese Worte sie augenblicklich wie durch ein Wunder aus sich selbst herauskatapultiert hatten, sie veranlasst hatten, an andere zu denken, ihr ein Gefühl von Bedeutung vermittelt hatten, ihr klargemacht hatten, dass sie, auch wenn sie im Sterben lag, ihrer Familie noch immer etwas geben konnte – dass sie ihnen vorleben konnte, wie man dem Tod ins Auge blickt. Sie haben ihr ein unschätzbares Geschenk gemacht.«

Justine blieb eine Weile stumm sitzen, bis sie sagte: »Gütiger Gott. Das ist der grausamste Scherz überhaupt.« Sie wandte den Blick ab, starrte aus dem Fenster und sprach wie in Trance: »Der grausamste Scherz überhaupt. Wissen Sie, ich habe ihr das nicht ins Ohr *geflüstert*, ich habe es *gezischt*. Ja, *gezischt*. Astrid hatte alles – ein Zimmer voll mit wunderschönen Vasen und Blumen, einen Diamantring, groß wie ein Golfball … niedliche Enkel, eine große Familie und Freunde, die sich um sie scharten. Ich hätte alles gegeben, wenn ich ihr Leben hätte leben können – auch mit ihrer Krankheit. In ihrer taubenblauen Robe aus Kaschmir hielt sie Hof für eine endlose Schlange schöner Besucher und Freunde. Ihr Mann erzählte mir unzählige Male von seiner gottverdammten Jacht, und ihr Therapeut und Busenfreund war der wichtige Dr. Yalom mit seinen handsignierten Büchern, die überall um ihr Bett herum drapiert waren, und trotzdem, trotz alledem, konnte sie nichts anderes tun, als Tag für Tag zu wimmern und zu heulen. Sie war jämmerlich. Ich war boshaft, rasend eifersüchtig und ärgerte mich wahnsinnig über sie.«

»Und trotzdem, trotz alledem, waren Sie diejenige, die ihr so viel Trost gespendet hat. ›*Transformativ*‹, so hat sie es genannt. Sie haben ihr Leben verändert. Was machen Sie jetzt mit diesem Wissen?«

Justine saß still da und schüttelte langsam den gesenkten Kopf.

Ich warf einen Blick auf die Uhr. »Die Zeit läuft uns davon, und ich will unbedingt zu einem Abschluss kommen. Trotz aller Selbstvorwürfe hat *Ihr besseres Selbst die richtigen Worte gefunden*. Im Endeffekt sind es *Taten, nicht Gedanken, die wirklich zählen*. Ich möchte ein Gedankenexperiment mit Ihnen machen, Justine.«

Sie hob den Kopf und starrte mich an.

»Stellen Sie sich hier in meinem Sprechzimmer eine Menschenschlange vor«, sagte ich, »mit Leuten, denen Sie geholfen haben, die Sie vielleicht sogar transformiert haben. Die Schlange beginnt hier…« Ich deutete auf eine Stelle neben meinem Stuhl. »…und stellen Sie sich nun alle Leute vor, die Ihnen dankbar sind, egal, ob tot oder noch am Leben. Sehen Sie Leute, an die Sie sich erinnern? Bitte strengen Sie sich an.«

Justine nickte stumm.

»Ich kann mir«, half ich ihr auf die Sprünge, »eine sehr lange Schlange vorstellen, die sich zur Praxis hinaus und auf die Straße hinunter fortsetzt. Richtig?«

»Ja«, sagte Justine leise, »ich sehe die Leute. Ein paar noch aus meiner Zeit im Michael Reese Hospital. Ich sehe die Lebenden und die Toten, die, die gesund wurden, und die Todgeweihten. Ich sehe Astrid dort am Kopf der Schlange stehen und ja, sie reicht wirklich weit hinunter – so weit ich sehen kann.« Eine lange Pause und dann: »Danke, das hilft mir. Aber es bleibt noch eine Menge zurück. Die Wut ist nicht verraucht. Die gehässigen Gedanken liegen noch überall auf der Lauer.«

»Das sind alte, uralte Gedanken, die in Ihre frühen, schweren, unglücklichen Tage zurückreichen. Und Sie haben Ihre Wut auf ehrliche Art überwunden. Natürlich ist viel von Ihrer Wut noch mit Ihrem Sohn verbunden, der zwar verstoßen wurde, aber wie wir beide wissen, nicht vergessen ist. Alle diese Gefühle müssen ausgegraben, einer Prüfung unterzogen und schließlich losgelassen werden. Das braucht Zeit und jemanden, der Sie an die Hand nimmt, aber Sie können es schaffen. Da bin ich mir sicher, und wenn Sie möchten, würde ich mich freuen, wenn ich Sie an die Hand nehmen dürfte.«

Justine saß da, Tränen strömten über ihre Wangen, sie war

nicht mehr unfreundlich, sie erinnerte nicht mehr an Miss Markum aus längst vergangenen Tagen, sondern sie war jetzt weicher, fast gewinnend, fast zum Umarmen. Sie hob ihr Kinn. »Sie meinen das wirklich? Und was ist damit, innerlich zu ›verbrennen‹?«

»Nicht das Richtige zu tun, ist schlimmer, als innerlich zu verbrennen. Und was wichtiger ist: Sie sind es wert. Rufen Sie mich an, wann immer Sie dazu bereit sind.«

Justine erhob sich, sammelte ihre Sachen ein, und ich begleitete sie zur Tür. Als sie ging, drehte sie sich ein letztes Mal zu mir um. Ich sah Kummer und Traurigkeit in ihren Augen und vielleicht auch Stolz. Ich hoffte, sie würde anrufen.

7

SIE MÜSSEN DIE HOFFNUNG AUF EINE BESSERE VERGANGENHEIT AUFGEBEN

»Ich möchte, dass wir es diesmal anders machen als beim letzten Mal. Diesmal möchte ich eine komplette Aufarbeitung. Mein sechzigster Geburtstag steht vor der Tür, und ich will mein Leben ändern.«

Das waren Sallys erste Worte. Sie war eine hübsche, offene Frau, die mir direkt in die Augen sah und meinem Blick standhielt. Sie bezog sich auf unsere vorangegangene Therapie vor sechs Jahren, als sie vier Sitzungen, exakt vier Sitzungen, wünschte, um mit ihrer langwierigen Trauer nach dem Tod ihres Vaters zurechtzukommen. Obwohl sie diese Zeit effizient genutzt und ihre sehr bewegte Beziehung zu ihren Eltern recht eingehend erforscht hatte, spürte ich, dass es viel mehr gab, was es wert gewesen wäre, angesprochen zu werden, doch Sally hatte steif und fest auf nur vier Sitzungen bestanden.

»Ich bin mir nicht sicher, inwieweit Sie sich noch an mich erinnern«, fuhr sie fort, »aber ich arbeite seit Menschengedenken als MTA, und das will ich ändern. Ehrlich gesagt, war ich *nie* mit ganzem Herzen dabei. Meine wahre Berufung ist die Schriftstellerei. Ich möchte Schriftstellerin sein.«

»Ich kann mich nicht erinnern, dass Sie das schon einmal erwähnt hätten.«

»Ich weiß. Damals war ich noch nicht bereit, darüber zu

reden. Nicht einmal vor mir selbst habe ich es zugegeben. Jetzt bin ich bereit. Und ich habe mich wieder mit Ihnen in Verbindung gesetzt, weil ich weiß, dass Sie Schriftsteller sind, und weil ich glaube, dass Sie mir helfen können, mich als professionelle Schriftstellerin zu etablieren.«

»Ich werde tun, was ich kann. Erzählen Sie.«

»Ich habe den Entschluss gefasst, meine Schriftstellerei an erste Stelle zu setzen. Mit meinen Rentenbezügen und dem Einkommen meines Mannes habe ich genügend Geld, um das jetzt anzugehen. Er ist Pilot, und auch wenn United ihren Piloten die Rente stiehlt – ihr CEO hat sein Gehalt von hundert Millionen plus Bonus ja so dringend nötig –, verdient mein Mann wenigstens die nächsten fünf Jahre noch gutes Geld. Und das Wichtigste ist, dass ich Talent haben *muss*.«

»Talent haben *muss*? Erzählen Sie.«

»Ich meine, ich *muss* einfach Talent haben. Mit achtzehn habe ich einen von der Literary Guild für neue Autoren ausgelobten Literaturpreis in der Sparte Belletristik gewonnen. Viertausend Dollar. Und das ist jetzt zweiundvierzig Jahre her.«

»Eine riesige Auszeichnung! Was für eine Ehre!«

»Was für ein Fluch, wie sich herausgestellt hat.«

»Wie das?«

»Ich hatte irgendwie das Gefühl, dass ich dieser Ehre niemals gerecht werden kann. Ich kam mir wie eine Betrügerin vor und schämte mich, meine Arbeiten zu zeigen.«

»Was haben Sie denn geschrieben?«

»Sagen wir lieber: Was *schreibe* ich? Ich habe nämlich nie zu schreiben aufgehört. Ein bisschen von allem – eine endlose Latte von Gedichten, Geschichten und Charakterskizzen.«

»Und was haben Sie mit den ganzen Arbeiten gemacht? Haben Sie irgendetwas davon veröffentlicht?«

»Abgesehen von der Geschichte, die mir den Preis eingebracht hat, ist nichts veröffentlicht. Ich habe es auch nie versucht. Kein einziges Mal. Aber ich habe noch jedes Stück aufgehoben, das ich je geschrieben habe. Konnte keines verschicken, aber auch keines ausmisten. Ich habe alles in einen großen Karton getan und mit starkem Klebeband versiegelt. Alles, was ich seit meinen Teenagerjahren geschrieben habe.«

Ein großer, versiegelter Karton, der alles enthielt, was sie jemals geschrieben hatte? Ich spürte, wie mein Herz klopfte. *Nur mit der Ruhe,* ermahnte ich mich, da ich auf dem besten Weg war, in meine Identität als Schriftsteller zu schlüpfen, und spürte, dass ich mich zu sehr engagierte. Meine Neugier war entflammt. Und meine Empathie auch. Mich schauderte bei dem Gedanken, ich hätte mein ganzes Lebenswerk ungesehen in einem Karton verstaut. *Nur keine Überidentifikation,* ermahnte ich mich. *Dabei kommt nichts Gutes heraus.* Ich wandte mich wieder Sally zu.

»Und? Wie ist das für Sie?«

»Was? Alles in diesem Karton zu haben?«

Ich nickte.

»Nicht so schlecht. Aus den Augen, aus dem Sinn. Das hat gut funktioniert ... bis jetzt jedenfalls. Ich könnte Ihnen viel über die Segnungen der Verleugnung erzählen. Ich war schon immer der Ansicht, dass Ihr Berufsstand das Thema Verleugnung nicht wirklich akzeptiert.«

»Richtig! Die Verleugnung ist nicht gerade ein gern gesehener Gast. Ich gestehe, dass ich von meinen Patienten erwarte, dass sie ihre Verleugnung an der Garderobe abgeben, bevor sie zu mir hereinkommen.«

Wir lächelten uns an. Wir waren ein gutes Team. Wann hatte ich zuletzt in einer Therapiestunde saloppe Vergleiche wie diese gezogen? Ich spürte, dass wir auf ein angenehmes Gespräch unter Schriftstellern zusteuerten. *Vorsicht, Vorsicht,* dachte ich. Sie ist nicht wegen eines Plauderstündchens hier, sondern um Hilfe zu bekommen.

»Dieser Karton – wo steht er normalerweise?«

»Eigentlich sind es zwei Kartons. Karton Nummer eins, mein wichtigstes Stück, ist gerammelt voll, fest verklebt und steht außer Sichtweite ganz hinten in meinem Schrank. Über die Jahre habe ich jede Menge ausgemistet – Kleidung, Fotos, Bücher –, nur diesen Karton nicht. Wie eine Schildkröte ihren Panzer habe ich ihn fast mein ganzes Leben lang von Wohnung zu Wohnung geschleppt. Da drin liegt meine ganze Arbeit, angefangen von meiner Jugend bis ungefähr vor fünfzehn Jahren. Der zweite Karton, in dem ich alle meine aktuellen Arbeiten aufhebe, steht unter meinem Schreibtisch, ist aufgeklappt und wartet auf weiteres Futter.«

»Sie bewahren also die Ergebnisse der schriftstellerischen Arbeit Ihres ganzen Lebens auf, zwar in Ihrer Nähe, aber außer Sichtweite?«

»Nein, nicht mein ganzes Œuvre. Vieles, was noch älter ist, hat ein trauriges Schicksal ereilt.«

»Wie das?«

»Das ist eine komische Geschichte. Ich bin ziemlich sicher, dass ich Ihnen das in unserer letzten Therapie nicht erzählt habe. Irgendwann, ich war vierzehn oder so, waren meine Eltern und mein Bruder nicht zu Hause, und ich habe im Zimmer meines Vaters in dessen Kommode herumgekramt. Das war bei mir nicht ungewöhnlich. Ich weiß nicht mehr, was ich gesucht habe, aber ich war schon immer eine Hardcore-Schnüfflerin. An diesem bestimmten Tag fand ich zwei meiner Gedichte in einer Schublade, in der die Pullover meines Vaters lagen. Das Papier fühlte sich feucht an, als wären die Tränen meines Vaters darauf gefallen. Ich hatte ihm meine Gedichte nie gegeben und war außer mir, dass er sie hatte. Wie war er an sie gekommen? Es gab nur eine Möglichkeit: Er musste in meinem Zimmer gestöbert und sie genommen haben, während ich in der Schule war.«

»Und dann …?«

»Nun, ich konnte ihn schlecht darauf ansprechen, oder? Dann hätte ich ja zugeben müssen, dass ich an seiner Kommode war. Mir blieb also nur eines übrig.«

»Und zwar?«

»Ich habe alle Gedichte verbrannt, die ich bis dahin geschrieben hatte.«

Autsch! Es war, als hätte mir jemand ein Messer ins Herz gerammt. Ich versuchte es mir nicht anmerken zu lassen, doch ihr entging nichts.

»Sie sind zusammengezuckt, als ich das gesagt habe.«

»Alle Gedichte verbrannt, die Sie jemals geschrieben hatten? Ich versuche mir diese Vierzehnjährige vorzustellen, die ein Streichholz anzündet und ihre Gedichte in Brand setzt. Was für ein schrecklicher, entsetzlicher Gedanke. Was für eine Gewalttat gegen sich selbst! Sagen Sie, Sally, können Sie irgendein Verständnis für dieses junge vierzehnjährige Mädchen aufbringen?«

Anscheinend hatte ich bei Sally einen Nerv getroffen. Sie legte den Kopf zurück und schaute einen Augenblick zur Zimmerdecke. »Hm. Diese Frage habe ich mir noch nie gestellt. Darüber muss ich nachdenken.«

»Merken wir uns das für später vor. Aber wir dürfen es nicht vergessen. Es ist wichtig. Im Augenblick würde ich mich gern näher über die Gründe unterhalten, derentwegen Sie zu mir gekommen sind.« Ich hätte mich viel lieber wieder mit diesem geheimnisvollen, zugeklebten Karton befasst – er zog mich wie ein Magnet an –, aber Sallys Geschichte, dass sie ihre Arbeiten verbrannt hatte, nachdem ihr Vater in ihre Privatsphäre eingedrungen war, gab mir zu denken. Die Situation verlangte große Besonnenheit. Sie würde auf den Karton zurückkommen, da war ich mir sicher, aber nur, wenn sie es für richtig hielt, und erst dann, wenn die Zeit für sie gekommen war.

In den folgenden Monaten bereiteten wir den Boden für ihr neues Leben vor. Zuerst musste sie sich mit dem Gedanken vertraut machen, in Rente zu gehen, eine bedeutende, oft beängstigende Veränderung, die nur wenige Menschen mit Gleichmut angehen. Obwohl sie sich der vielen Hindernisse auf ihrem Weg vollkommen bewusst war, war sie zugleich eine entschlossene, effiziente Frau, die eine Checkliste aufstellte und einen Punkt nach dem anderen abhakte.

Zunächst musste sie damit klarkommen, dass ihre Entscheidung unumkehrbar war. Insbesondere ihr Fachgebiet, die Medizin, entwickelte sich so rasant, dass ihr Wissen bald überholt sein würde, und sie wusste, dass sie es vergessen konnte, es sich später anders zu überlegen und ihre Stelle wieder zu beanspruchen. Um sicherzustellen, dass ihr Labor auch ohne sie funktionierte, entwickelte sie eine wohldurchdachte Reorganisation der Verwaltung, um einen sanften Übergang zu gewährleisten.

Als Nächstes sprach sie das Thema Einsamkeit an. Ihr Mann wollte noch fünf Jahre weiterfliegen und war die halbe Zeit unterwegs, aber sie wusste, dass sie auf eine Schar von Freunden zählen konnte. Und schließlich stellte sich die finanzielle Frage. Auf meinen Vorschlag hin konsultierten sie und ihr Mann einen Vermögensberater, von dem sie erfuhren, dass sie genügend Rücklagen besaßen, um sich zur Ruhe zu setzen, wenn sie die Unterstützung für ihre Kinder kürzten. Daraufhin arrangierten sie ein Treffen mit den beiden Söhnen, die Sally versicherten, dass sie auch alleine zurechtkämen.

Der letzte Punkt auf ihrer Liste – wo schreiben? – lag Sally besonders schwer im Magen, und darüber zermarterte sie sich wochenlang den Kopf. Um erfolgreich zu schreiben, brauchte sie absolute Ruhe, Einsamkeit und entsprechenden Kontakt mit der Natur. Irgendwann entdeckte und mietete sie ein nahe gelegenes Loft, das die Äste einer mächtigen kalifornischen Eiche umfingen.

Und dann betrat sie eines Tages zu meinem großen Entsetzen mein Sprechzimmer mit einem 60x60 cm großen Karton, der so schwer war, dass der Boden bebte, als sie ihn zwischen uns abstellte. Wir saßen stumm da und betrachteten ihn. Dann nahm sie eine große Schere aus ihrer Tasche, kniete sich neben den Karton auf den Fußboden, sah mich an und sagte: »Nun denn. Heute ist vermutlich der Tag der Tage.«

Ich versuchte, einen Gang herunterzuschalten. Sallys Augen waren gerötet, ihre Lippen zitterten, und sie hielt die Schere unsicher in der Hand. »Erst einmal würde ich gern wissen, wie es Ihnen geht. Sie sehen so angespannt aus, Sally.«

Sally setzte sich auf die Fersen und antwortete dann: »Ich wusste schon vor unserer ersten Sitzung, dass dieser Tag kommen würde. Deshalb habe ich Sie aufgesucht. Ich hatte Angst davor, habe mehrere Nächte kaum geschlafen und letzte Nacht erst recht nicht. Aber heute Morgen bin ich aufgewacht und wusste irgendwie, dass es jetzt so weit ist.«

»Was haben Sie sich vorgestellt, was passieren wird, wenn Sie ihn geöffnet haben?« Ich hatte ihr diese Frage schon früher einmal gestellt, ohne dass etwas dabei herausgekommen wäre. An diesem Tag war sie aber mitteilsam.

»Es gibt viele dunkle Kapitel in meinem Leben, unangenehmere Episoden, als ich sie Ihnen erzählt habe, und in diesem Karton sind ganz viele düstere Geschichten, Geschichten, die ich in unserer Therapie vielleicht einmal erwähnt habe, aber allenfalls sehr vage. Ich habe Angst vor ihrer Macht, und ich will nicht wieder in diese Zeit zurückrutschen. Davor habe ich eine Riesenangst. Ach ja, wie Sie wissen, sah meine Familie von außen betrachtet ganz in Ordnung aus, aber innen drin … innen drin gab es so viel Leid.«

»Gibt es eine bestimmte Geschichte oder ein Gedicht, vor dem es Ihnen graut, dem Sie nicht mehr begegnen möchten?«

Sally stand auf, legte die Schere zur Seite und setzte sich wieder hin. »Ja, eine Geschichte, die ich schrieb, als ich im College war, verfolgte mich die ganze letzte Nacht. ›Busfahren‹, glaube ich, war der Titel, und sie handelte von mir, als ich dreizehn war, ein Alter, in dem ich so unglücklich war, dass ich ernsthaft an Selbstmord dachte. In der Geschichte – es ist eine wahre Geschichte – stieg ich in einen Bus ein, fuhr bis zur Endstation und von da aus stundenlang immer hin und her und überlegte, wie ich meinem Leben ein Ende setzen kann.«

»Erzählen Sie mir mehr über Ihre schlaflose letzte Nacht.«

»Es war schlimm. Ich hatte solches Herzklopfen, dass ich spürte, wie das Bett bebte. Diese Geschichte hat mir ganz besonders zugesetzt: Wie ich den ganzen Tag lang in diesem Bus saß und daran dachte, mich umzubringen. Ich weiß noch, dass ich unfähig war, einen Grund zum Weiterleben zu finden. Ich stellte mir ständig vor, wie ich den Karton aufmache, darin herumkrame und wie mir diese Geschichte in die Hände fällt.«

»Sie waren damals dreizehn und sind jetzt gerade sechzig geworden. Das heißt also, dass die Busfahrt siebenundvierzig Jahre her ist. Sie sind nicht mehr dieses dreizehnjährige Mädchen. Sie sind nun längst erwachsen; Sie haben einen Mann geheiratet, den Sie lieben, und sind Mutter zweier gut geratener Söhne; Sie freuen sich, am Leben zu sein, und Sie sind heute hier und haben die Absicht, Ihrer wahren Berufung zu folgen. Sie haben so viel geschafft, Sally. Und trotzdem halten Sie an der Vorstellung fest, dass Sie wieder in die Vergangenheit zurückrutschen könnten. Wie – wann – hat dieser seltsame Mythos wieder Besitz von Ihnen ergriffen?«

»Schon vor langer Zeit. Deshalb habe ich den Karton ja zugeklebt.« Sie nahm die Schere wieder zur Hand. »Vielleicht habe ich ihn deswegen hierher in Ihre Praxis gebracht.«

Ich hob die Augenbrauen und schenkte ihr meinen verwirrtesten Blick, den ich zustande brachte. »Wie meinen Sie das?«

»Wenn Sie bei mir sind, halten Sie mich vielleicht fest und passen auf, dass ich in dieser Welt bleibe.«

»Im Festhalten bin ich ausgesprochen gut.«

»Versprochen?«

Ich nickte.

Und so kniete Sally sich wieder auf den Fußboden, schnitt das Klebeband methodisch durch – achtete darauf, diesem liebevoll gehüteten Karton, mit dem sie die meiste Zeit ihres Lebens verbracht hatte, so wenig Schaden wie möglich zuzufügen – und klappte langsam den Deckel auf. Dann lehnte sie sich im Stuhl zurück, und wir beide starrten schweigend und mit großen Augen auf die aufgeschreckten Papierstapel, die verstaubten literarischen Zeugnisse ihres Lebens. Sie nahm wahllos ein Blatt heraus und las stumm ein Gedicht.

»Ein bisschen lauter, bitte.«

Sie sah mich erschrocken an. »Normalerweise lese ich dieses Zeug niemandem vor.«

»Was wäre ein besserer Zeitpunkt als dieser, um mit einer schlechten Angewohnheit zu brechen?«

Ihre Hände zitterten, als sie die Seite betrachtete. Sie räusperte sich mehrmals. »Also gut, das hier sind die ersten Zeilen eines Gedichts, an das ich mich überhaupt nicht mehr erinnern kann. Datiert ist es auf 1980.«

Worte zu wollen
ist nicht Hunger
Aber Krankheit
Ist Kranken
Am Mangel von Bergen
Fehlendem Trost
Nichts als flache
Landschaft
Die den Abend verschlingt

Wie ein Zug
Durch Wyoming
Jene Gedankenbahnen streift
Meine Füße sind gestutzt
Wie die des Federviehs
Das bei Ebbe den Küstensaum betritt
Bis Wasser oder Worte
Alle Spuren
Seltener Vögel oder
Ungewöhnlicher Geister
Verwischen

Tränen stiegen mir in die Augen. Ich hatte Mühe, Worte zu finden. »Das ist ein atemberaubend schönes Gedicht, Sally. Atemberaubend schön. Ich mag es sehr, ganz besonders die letzten Zeilen.«

Sally griff sich eine Hand voll Taschentücher, senkte den Kopf und weinte ein paar Minuten lang. Dann tupfte sie sich die Augen trocken und sah mich von unten her an. »Danke. Sie können sich nicht vorstellen, wie viel mir das bedeutet.« Die restliche Sitzung verbrachte sie damit, die alten Seiten ihres Lebens zu sichten, las hin und wieder einzelne Abschnitte, und als sich unsere Zeit dem Ende zuneigte, setzte sie sich wieder aufrecht auf ihren Stuhl und holte zweimal tief Luft.

»Immer noch hier in der Gegenwart mit mir?«, fragte ich.

»Immer noch im Jahr 2012 verwurzelt. Ich bin so froh, dass Sie hier sind. Danke. Ohne Sie hätte ich das nicht öffnen können.«

Ich warf einen Blick auf die Uhr. Wir hatten unsere Zeit überschritten. Manchmal bekommen Patienten diesen Blick mit und schließen daraus, dass ich auf heißen Kohlen sitze und zum Ende kommen möchte. Aber oft, wie auch an diesem Tag, bedeutet es genau das Gegenteil. Ich hoffte auf mehr Zeit, um den Weg weiterzuverfolgen, den wir gerade beschritten hatten.

»Wir müssen für heute leider Schluss machen, aber zunächst lassen Sie uns überlegen, wie es weitergehen soll. Auf jeden Fall sollten wir uns morgen oder übermorgen wieder sehen.«

Sally nickte zustimmend.

»Und es wird Ihnen nichts ausmachen, Ihre Texte zu Hause durchzugehen? Oder möchten Sie den Karton lieber hier bei mir lassen, und wir machen das nächste Mal weiter?«

Während sie noch über meine Frage nachdachte, fügte ich hinzu: »Ich verspreche Ihnen, dass ich nicht darin herumschnüffeln werde.«

Sally entschied sich dafür, den Karton mit nach Hause zu nehmen und in zwei Tagen wiederzukommen. Nachdem sie gegangen war, dachte ich darüber nach, welch privilegierten Beruf ich hatte. Welche Ehre, solche entscheidenden und kostbaren Momente wie diese mitzuerleben! Und ihr dabei zuzuhören, wenn sie ihre Gedichte las, war etwas ganz Besonderes. Ich habe kein musikalisches Gehör und kann mit Konzerten oder Opern nichts anfangen, doch am gesprochenen Wort hatte ich schon immer große Freude – Theater und vor allem Lyriklesungen. Und hier an diesem Tag wurde ich noch dafür bezahlt, dass ich dieses außergewöhnliche Theaterstück miterleben und solch erlesener Poesie lauschen durfte. Ich hatte ein schlechtes Gewissen, dass ich meine Stunde mit Sally so sehr genossen hatte. Natürlich wusste ich, dass es problematisch war – ohne Zweifel war in dieser Sitzung Übertragung im Spiel, und das über uns schwebende Bild ihres Vaters machte die Tatsache, dass sie mir ihr Werk zugänglich machte, noch viel komplexer. Und dann stellte sich auch noch die Frage, wie ich, ein professioneller Schriftsteller, auf ihre Kunst reagieren könnte. Einige Therapeuten lehnen es ab, Texte ihrer Patienten zu lesen, weil sie befürchten, dass sonst ihre Beziehung Schaden nehmen könnte. Sie machen sich Sorgen, wie die Patienten möglicherweise reagieren, wenn ihnen die Texte nicht gefielen oder sie sie nicht verstanden. Ich habe mir darüber noch nie Gedanken gemacht. Ich habe zu viel Respekt vor jedem, der sich der Kreativität verschrieben hat. Wenn der Text nicht nach meinem Geschmack ist, finde ich immer die eine oder andere Zeile, die mich bewegt und die ich dann herausstelle. Das wird immer geschätzt und hilft dem jeweiligen Autor oft, an seiner Arbeit zu feilen. In diesem Fall hier kam ein solches Problem überhaupt nicht auf, da Sally eine begabte Schriftstellerin war und ich nichts zu tun brauchte, als nur die Wahrheit zu sagen.

Über viele Wochen las sie sich durch ihr Werk und tippte alles, jedes einzelne Wort, gewissenhaft in ihren Computer. Diese Aufgabe erwies sich als wahre Fundgrube für die Therapiearbeit, denn Sally kam zu jeder Sitzung vollgepackt mit neu aufgeflammten Erinnerungen an ihre Beziehung zu ihren Eltern, Geschwistern, Freunden und Verflossenen. Mit Anfang zwanzig kündigte eine Reihe von Gedichten, die zunehmend leidvoller und verzweifelter klangen, das Ende ihrer ersten Ehe an. Eines Tages erschien sie in meiner Praxis mit einem Packen von sechsundsechzig Liebesgedichten in der Hand, die sie an Austin geschrieben hatte, einen Liebhaber mit dämonischen Vorlieben, mit dem sie in ihrer Jugend eine kurze, aber leidenschaftliche Affäre verbunden hatte. Die Gedichte erzählten von einer berauschenden, unendlichen Liebe, die allzu schnell ihren Höhepunkt erreichte und ohne Happy End und mit schlechtem Nachgeschmack endete. Sie hatte ihn falsch eingeschätzt und fühlte sich am Ende ausgenutzt und war traumatisiert. Als sie diese Gedichte wiederentdeckte, war ihr erster Impuls Abscheu gewesen. Sie überlegte, ob sie sie verbrennen sollte, ließ dann aber davon ab, bis sie mit mir gesprochen hatte. Schon der Gedanke daran schockierte mich. Ich verbrenne niemals etwas und habe einen dicken Ordner »Cuts«, in dem das ganze Material meiner Romane und Erzählungen liegt, das dem Rotstift zum Opfer gefallen ist. Das alles erzählte ich Sally, als ich versuchte, die Gedichte vor dem Feuer zu retten. Ich spielte auf Zeit und bat Sally, einige der Gedichte über Austin laut vorzulesen. Mit zitternder Stimme las sie einige Passagen.

»Ich halte sie für sehr schön«, sagte ich.

Sie begann zu weinen. »Aber sie täuschen etwas vor. Und ich täusche auch etwas vor. Die wenigen Monate, in denen ich das geschrieben habe, waren die herrlichste Zeit meines Lebens – und doch wurzeln diese Gedichte in einem Misthaufen.« Die letzte Viertelstunde der Sitzung verbrachten wir damit, uns über die vielen großen Kunstwerke zu unterhalten, die abstoßende Anfänge hatten. Ich legte ein Argument nach dem anderen vor und flehte um das Leben dieser unschuldigen Gedichte. Ich sagte zu ihr, dass die Transformation von Müll in Schönheit künstlerischer Triumph sei, und gäbe es nicht fehlgeleitete Leidenschaften, Tod, Verzweiflung und Verlust, dann wäre der überwiegende Teil der Kunstwerke niemals entstanden. Irgendwann gab sie sich geschlagen und tippte die sechsundsechzig Gedichte an Austin in ihren Computer. Ich fühlte mich wie ein Held, der ein kostbares altes Manuskript vor den Flammen gerettet hatte.

Viel später, als wir die Therapie noch einmal Revue passieren ließen, sollte ich erfahren, dass diese Episode weit mehr als nur eine kurze Affäre gewesen war, keinesfalls ein Nebenprodukt der Hauptattraktion, des Auspackens des geheimnisvollen, zugeklebten Kartons. Aus Scham über diese Affäre und ihre Beteiligung an Austins ausgefeilten Bondageritualen hatte Sally jahrzehntelang mit keiner Menschenseele darüber gesprochen. Dass sie mir das alles nun offenbarte und von mir eine ermutigende Reaktion bekam, hatte große Auswirkungen. Sie fühlte sich enorm befreit, wünschte sich zum Ende der Sitzung zum ersten Mal eine Umarmung und bekam sie auch.

In jener Nacht hatte sie einen Traum. »Ich fand einen Berg zusammengelegter Wäsche an meiner Tür, die jemand, vielleicht mein Mann, dort hingelegt hatte. Ich fing an, sie wieder in die Waschmaschine einzuräumen – vielleicht hatte sie ja vom Herumliegen Staub angesetzt –, aber dann entschied ich mich dagegen und legte die Wäsche in meine Kommode.« Die Botschaft des Traums war sonnenklar: Sie hatte keine schmutzige Wäsche mehr zu waschen.

Die ganze Zeit, während Sally in ihren Erzählungen und Gedichten stöberte und wir die bunt gemischten, ergiebigen Themen diskutierten, die darin enthalten waren, erwartete ich immer, dass sie auch unheilvollere Themen aufdeckte. Wo waren diese düsteren Arbeiten, die sie dazu veranlasst hatten, ihr Werk ein Leben lang zu begraben? Wo war zum Beispiel diese gefürchtete Geschichte mit dem Bus?

Und eines Tages war es dann so weit. Sie betrat mein Sprechzimmer mit einer Mappe unter dem Arm. »Hier ist die Geschichte. Würden Sie das bitte lesen?«

Ich klappte die Mappe auf. Die fünfseitige Erzählung hatte den Titel: »Busfahrt«. Es war die einfach erzählte Geschichte eines niedergeschlagenen jungen Mädchens, das sich heftig mit seinen Eltern gestritten hatte und von grausamen Klassenkameraden verspottet worden war. Sie beschließt, die restlichen Schulstunden zu schwänzen, und denkt zum ersten Mal ernsthaft über Selbstmord nach. Es ist ein eiskalter Wintertag, viel zu kalt für den einstündigen Nachhauseweg, aber sie hat kein Geld, um mit dem Bus zu fahren. Das Büro ihres Vaters liegt zwar in der Nähe, aber am Tag zuvor hatte er sich geweigert, ihr während einer erhitzten Debatte mit ihrer Mutter beizustehen, und sie war immer noch zu wütend auf ihn, um ihn zu bitten, sie nach Hause zu fahren oder ihr das Geld für den Bus zu geben. Und so steigt das Mädchen in den Bus und stülpt ihre Taschen nach außen, um dem Busfahrer zu zeigen, dass sie kein Geld hat. Der will ihr die Mitfahrt verwehren, doch als er sieht, wie sie vor Kälte zittert, deutet er ihr mit einer Kopfbewegung an, einzusteigen. Sie setzt sich ganz nach hinten in den Bus und weint die ganze Zeit leise vor sich hin. Am Ende der Fahrt steigen alle Fahrgäste aus, und der Fahrer stellt den Motor ab. Er will gerade aussteigen und zehn Minuten Pause machen, als er das weinende Mädchen sieht und sie fragt, weshalb es nicht ausgestiegen sei. Sie erzählt ihm, dass sie am anderen Ende der Fahrstrecke wohnt, und er lässt sie nicht nur weiter im Bus sitzen, sondern kauft ihr auch noch eine Cola und lädt sie ein, sich vorn neben ihn an die Heizung zu setzen. Den restlichen Tag fahren der Busfahrer und das Mädchen gemeinsam mit dem Bus hin und her.

Ich hob den Kopf. »Und *das* ist die düstere Geschichte, die Sie so gefürchtet haben?«

»Nein, diese Geschichte habe ich nicht mehr gefunden.«

»Und *diese* Geschichte hier?«

»Die habe ich gestern geschrieben.«

Ich war sprachlos. Wir saßen ein paar Minuten schweigend da, bis ich mich vorwagte: »Wissen Sie, woran ich gerade gedacht habe? Erinnern Sie sich noch, was ich Ihnen vor ein paar Wochen sagte, als Ihnen plötzlich bewusst wurde, dass Ihre Eltern Ihnen ihre Liebe nicht aus Grausamkeit vorenthielten, sondern einfach keine hatten, die sie geben konnten?«

»Das weiß ich noch wie heute. Das war, als Sie sagten, dass ich die Hoffnung auf eine bessere Vergangenheit aufgeben muss. Diesen Satz fand ich sehr interessant, und seitdem geht er mir nicht mehr aus dem Kopf. Er hat mir nicht gepasst, aber er hat geholfen. Er hat mir über einen schwierigen Punkt hinweggeholfen.«

»Die Hoffnung auf eine bessere Vergangenheit aufzugeben, ist ein sehr starker Gedanke. Ich habe ihn oft verwendet, um anderen zu helfen, und er war mir persönlich auch immer eine

Hilfe. Aber heute«, ich gab ihr ihre Erzählung zurück, »haben Sie diesem Gedanken eine kreative und unerwartete Wendung gegeben. Sie haben nicht die Hoffnung auf eine bessere Vergangenheit aufgegeben, Sie haben sich vielmehr eine neue Vergangenheit geschrieben. Da sind Sie einen ziemlich beeindruckenden Weg gegangen.«

Sally steckte die Erzählung wieder in ihre Mappe, sah mich an, lächelte und schenkte mir eines der schönsten Komplimente, die ich je bekommen habe: »Das ist nicht so schwierig, wenn man einen freundlichen Busfahrer hat.«

8

SCHAFFT EUCH DOCH SELBST EINE TÖDLICHE KRANKHEIT AN: HOMMAGE AN ELLIE

Während eines einmonatigen Retreats auf Hawaii, das ich mit Schreiben verbrachte, bekam ich die folgende schockierende E-Mail von meiner Patientin Ellie:

> *Hallo Irv,*
> *es tut mir leid, dass ich mich nicht persönlich, sondern auf diese Weise von Ihnen verabschieden muss. Vor ungefähr einer Woche haben sich meine Symptome so drastisch verschlechtert, dass ich beschlossen habe, freiwillig auf Essen und Trinken zu verzichten, um schneller zu sterben und weniger leiden zu müssen. Ich habe jetzt seit über zweiundsiebzig Stunden nichts mehr getrunken und sollte (wenn es stimmt, was ich gelesen habe und was mir gesagt wurde) bald »wegdämmern« und spätestens in zwei Wochen gestorben sein. Mit meiner Chemotherapie habe ich auch aufgehört. Leben Sie wohl, Irv.*

Schon als wir mit unserer Arbeit begannen, hatte ich gewusst, dass Ellie an ihrem Krebs sterben würde, und trotzdem machte mich diese Mitteilung fassungslos. Ich klappte den Computer zu, legte meine Arbeit zur Seite und schaute aufs Meer hinaus.

Vor fünf Monaten war Ellie in mein Leben getreten, ebenfalls per E-Mail.

Lieber Doktor Yalom,
vor ungefähr einem Jahr war ich im Marsh-Theater in San Francisco, um Sie zu hören, und hatte sofort das Gefühl, dass Sie genau der Richtige für eine Konsultation sind. Mir gefiel auch Ihr Buch In die Sonne schauen. *Meine Situation ist die, dass ich dreiundsechzig Jahre alt bin und an einer tödlichen Krankheit leide (rezidivierendes Ovarialkarzinom, vor ungefähr drei Jahren zum ersten Mal diagnostiziert). Im Augenblick geht es mir körperlich recht gut, aber ich probiere gerade alle bekannten Chemotherapien durch, die die Krankheit in Schach halten, und in dem Maß, in dem sich die Wirkung eines jeden Medikaments abnutzt, spüre ich, wie das Ende näher kommt. Ich glaube, ich könnte ein wenig Hilfe gebrauchen, um herauszufinden, wie es sich unter diesen Umständen am besten leben lässt. Ich glaube, nein, ich bin sicher, dass ich zu viel über das Sterben nachdenke. Ich denke nicht an eine längere Therapie, sondern vielleicht an ein oder zwei Sitzungen.*

Für mich war Ellies E-Mail weder ungewöhnlich noch unüblich (abgesehen davon, dass sie gut geschrieben und gewählt formuliert war). Ich habe fast immer einen oder zwei todkranke Patienten in meiner Praxis und bin inzwischen zuversichtlich, selbst im Falle einer kurzen Konsultation, wertvolle Unterstützung anbieten können. Ich antwortete sofort und bot ihr einen Termin in der Woche darauf an, gab ihr meine Adresse und nannte ihr mein Honorar.

Ihre ersten Worte, als sie schweißgebadet im Eingang zu meiner Praxis in San Francisco stand und sich mit einer gefalteten

Zeitung Luft zufächelte, waren: »Wasser, bitte!« Sie hatte einem Bus an einer Straßenecke in der Nähe ihrer Wohnung im Mission District nachlaufen müssen und war dann zwei steile Straßenzüge zu meiner Praxis auf dem Russian Hill hinaufgestiegen.

Ellie war eine ältere Frau, nur etwa eins fünfundfünfzig groß, und offenkundig war es ihr egal, wie sie aussah. Mit ihren zerzausten Haaren, die förmlich nach einer Bürste schrien, ihrer weiten, schlabberigen Kleidung, ohne Schmuck, ohne Make-up, erinnerte sie mich an ein verblühtes, schwermütiges Hippie-Mädchen, ein Überbleibsel aus den sechziger Jahren. Ihre Lippen waren blass und aufgesprungen, ihr Gesicht sah erschöpft aus, vielleicht sogar verzweifelt, aber ihre Augen, ihre großen braunen Augen, leuchteten intensiv.

Nachdem ich ein Glas Eiswasser geholt und es auf einen kleinen Tisch neben den Stuhl gestellt hatte, auf dem sie sitzen würde, nahm ich ihr gegenüber Platz. »Ich weiß, was für eine Bergtour das bis hier herauf ist. Jetzt verschnaufen Sie erst einmal, kühlen Sie sich ab, und dann wollen wir anfangen.«

Sie gönnte sich keine Erholungspause. »Ich habe ein paar von Ihren Büchern gelesen und kann es kaum glauben, dass ich jetzt hier in Ihrem Sprechzimmer sitze. Ich bin dankbar, ausgesprochen dankbar, dass Sie so schnell geantwortet haben.«

»Erzählen Sie mir mehr darüber, was ich von Ihnen wissen sollte und wie ich Ihnen behilflich sein kann.«

Ellie beschloss, mit ihrer Krankengeschichte zu beginnen und beschrieb ausführlich und mit tonloser Stimme den Verlauf ihres Ovarialkarzinoms. Als ich anmerkte, dass sie mir fast abgekoppelt von ihren eigenen Worten vorkam, nickte sie und antwortete: »Manchmal schalte ich auf Autopilot. So oft habe ich diese Geschichte schon erzählt. Viel zu oft! Aber dass Sie mich nicht falsch verstehen«, beeilte sie sich hinzuzufügen, »ich bin natürlich bereit mitzuarbeiten. Ich weiß, es ist notwendig, dass Sie meine Krankengeschichte kennen. Ich weiß, dass

Sie sie kennen *müssen. Und trotzdem möchte ich nicht, dass Sie mich als Krebspatientin definieren.*«

»Das werde ich auch nicht tun, Ellie. Versprochen. Aber erzählen Sie mir noch ein bisschen mehr. In Ihrer E-Mail schreiben Sie, dass diverse Chemotherapeutika nicht mehr anschlagen. Was sagt Ihr Onkologe? Wie krank sind Sie?«

»Bei meinem letzten Besuch vor einem Monat sagte er Folgendes: ›Uns gehen langsam die Optionen aus.‹ Ich kenne ihn gut. Ich habe ihn lange studiert. Ich kenne seine fast schon sterile, kodierte Art zu sprechen. Ich wusste, dass er in Wirklichkeit sagen wollte: ›Ihr Krebs frisst Sie bei lebendigem Leib auf, Ellie, und ich kann ihn nicht stoppen.‹ Er hat alle neuen Medikamente ausprobiert, und jedes von ihnen hatte seine Sternstunde. Jedes wirkte eine Zeit lang, wurde dann schwächer und schließlich ganz wirkungslos. Bei meinem letzten Besuch vor einer Woche habe ich ihm zu verstehen gegeben – unmissverständlich zu verstehen gegeben –, mir geradeheraus zu sagen, was Sache ist. Er hat sich ein wenig gewunden. Er fühlte sich so sichtlich unwohl in seiner Haut und sah so traurig aus, dass ich ein schlechtes Gewissen bekam, ihn so in die Enge getrieben zu haben. Er ist wirklich einer von den Guten. Schließlich sagte er: ›Es tut mir sehr leid, aber ich glaube nicht, dass uns noch mehr als ein Jahr bleibt.‹«

»Schlimm, eine solche Nachricht zu bekommen, Ellie.«

»Einerseits ja, sehr schlimm. Aber andererseits war ich beinahe erleichtert. Erleichtert darüber, dass ich endlich, endlich eine klare Ansage von der Ärzteschaft hatte. Ich wusste, dass es so kommen würde. Er sagte mir nichts, was ich nicht ohnehin wusste. Schließlich hörte ich ihn schon vor zwei Jahren sagen, dass ich diesen Krebs höchstwahrscheinlich nicht überleben werde. Damals habe ich eine ganze Reihe von Emotionen durchlebt. Zuerst war ich entsetzt von dem Wort ›Krebs‹. Ich kam mir verseucht vor. Terrorisiert. Zerstört. Ich erinnere mich ungern an diese Zeiten, aber ich befasse mich beruflich mit dem Schreiben und habe damals meine Gefühle notiert. Wenn Sie wollen, kann ich Ihnen das gerne einmal mailen.«

»Ich würde es sehr gern sehen.« Und das meinte ich auch so. Mir fiel auf, dass Ellie einen ungewöhnlich klaren Verstand hatte und ausgesprochen sprachgewandt war. Selten hatte ich eine Patientin so freimütig über ihre eigene Sterblichkeit sprechen hören.

»Nach und nach«, fuhr sie fort, »hat sich dieses Grauen einigermaßen gelichtet, obwohl es mir von Zeit zu Zeit Angst einjagt, wenn ich mir vorstelle, wie mein Krebs aussieht. Dann suche ich im Internet stundenlang nach Bildern von krebsbefallenen Eierstöcken. Ich wüsste gern, ob er Beulen bildet, ob er vielleicht bald aufbricht und dann Krebszellen über meinen ganzen Bauch ausspuckt. Natürlich sind das alles nur Vermutungen, aber eines weiß ich mit Sicherheit, dass der Gedanke an eine begrenzte Zeit meinen Lebensplan verändert hat.«

»Inwiefern?«

»In so vieler Hinsicht. Zum einen habe ich jetzt ein anderes Verhältnis zu Geld, ein ganz anderes. Ich habe nicht viel, aber ich denke mir, dass ich ebenso gut alles auf den Kopf hauen kann, was ich habe. Ich hatte noch nie viel Geld. Ich hatte fast mein ganzes Leben lang nur schlecht bezahlte Stellen als wissenschaftliche Autorin und Redakteurin ...«

»Ah, das erklärt also Ihre schön formulierte, perfekt interpunktierte E-Mail.«

»Ja. Ich hasse es, was diese E-Mails der Sprache antun!« Ellies Stimme wurde emotionsgeladener. »Niemand schert sich mehr um Rechtschreibung, Interpunktion oder vollständige Sätze. Vorsicht! Darüber könnte ich stundenlang reden.«

»Tut mir leid. Ich habe Sie abgelenkt. Sie sprachen gerade über Ihr Verhältnis zu Geld.«

»Richtig. Ich habe nie viel verdient, aber auch nie darauf geachtet. Und da ich nie geheiratet habe und kinderlos bin, habe ich auch keine Veranlassung, Geld zu hinterlassen. Deshalb habe ich nach dem letzten Gespräch mit meinem Onkologen eine große Entscheidung getroffen: Ich werde mein Erspartes auf den Kopf hauen und mit einer Freundin alle Orte in Europa besuchen, die ich schon immer sehen wollte. Es wird eine Reise im großen Stil, mit allem Drum und Dran.« Ellies Gesicht leuchtete, und ihre Stimme wurde lebhafter. »Ich freue mich wahnsinnig darauf. Wahrscheinlich ist es ein Glücksspiel. Ich setze einfach darauf, dass mein Arzt Recht hat. Er sprach von einem Jahr, also habe ich einen kleinen Puffer eingebaut und so viel Geld zur Seite gelegt, wie ich brauche, um die nächsten eineinhalb Jahre über die Runden zu kommen. Und alles, was dann noch übrig ist, geht für die Reise drauf. Das wird ein Riesenspaß!«

»Und wenn Ihr Arzt sich irrt? Wenn Sie länger leben?«

»Sollte er nicht Recht haben, bin ich, um es klar und deutlich zu sagen, am Arsch.« Ellie warf mir ein breites, verschmitztes Lächeln zu, und ich grinste zurück.

Ich hatte meine helle Freude an ihrem »Glücksspiel«. Ich selbst hatte schon immer Spaß am Wetten und schlug nie ein Angebot aus, mit Freunden und selbst mit meinen Kindern auf Baseball- oder Footballergebnisse zu wetten. Meine seltenen Ausflüge zu Pferderennen machen mir Freude, und ich genieße mein regelmäßiges Pokerspiel. Darüber hinaus gefiel mir der Gedanke an Ellies große Tour ausgesprochen gut.

Sie beschrieb das Gedankenwirrwar in ihrem Kopf: »Ich habe ein paar gute Tage, aber allzu oft stelle ich mir mich in der Zukunft vor: schwach, verfallend, dem Tod nahe. Oft frage ich mich: ›Werde ich mich nach Menschen sehnen, die bei mir sind, wenn es zu Ende geht? Werde ich Angst haben, allein zu sein? Werde ich anderen zur Last fallen?‹ Manchmal stelle ich mir vor, dass ich mich wie ein sterbendes Tier in eine Höhle verkrieche und mich vor der Außenwelt verstecke. Ich lebe allein. Das gefällt mir nicht, und manchmal denke ich daran, das zu tun, was ich früher getan habe, nämlich ein riesiges Haus zu mieten und mir Mitbewohner zu suchen. Aber wie soll ich das jetzt auf die Reihe kriegen? Stellen Sie sich eine Anzeige für eine Wohngemeinschaft vor, in der steht: ›Ach ja, übrigens werde ich demnächst an Krebs sterben.‹ Das sind dann die schlechten Tage. Aber wie gesagt, gibt es auch gute.«

»Und die Gedanken an den guten Tagen?«

»Ich horche oft in mich hinein. Ich frage: ›Wie geht es dir, Ellie?‹ Ich erzähle mir meine eigene Geschichte. Ich denke bewusst an hilfreiche Perspektiven, beispielsweise, dass ich jetzt lebe, dass ich glücklich bin, im Leben zu stehen, und dass ich nicht von Sorgen gelähmt bin wie vor einem Jahr. Aber im Hinterkopf nimmt die Dunkelheit zu. Mir ist immer bewusst, dass ich todkrank bin.«

»Immer?«

»Immer ... es ist ein statisches Rauschen, das nie verschwindet. Wenn ich eine schwangere Freundin treffe, fange ich an nachzurechnen, ob ich noch leben werde, wenn das Baby auf die Welt kommt. Die Chemo, die ich nehme, setzt mir sehr zu. Ich frage mich immer wieder: ›Ist es das wert?‹ Ich spiele oft mit dem Gedanken, meine Dosis zu reduzieren, zu versuchen, sie so zu justieren, dass es mir besser geht, auch wenn ich dann eben ein paar Monate kürzer lebe. Anders gesagt, besser neun oder zehn Monate gut gelebt als ein Jahr schlecht. Und dann ist da noch etwas: Manchmal glaube ich, dass ich dem Leben nachtrauere, das ich nie hatte. Ich denke, dass ich einiges bedauere.«

Diese Aussage erweckte sofort meine Aufmerksamkeit: Gefühle des Bedauerns zu erforschen, führt fast immer zu tiefergehenden Gesprächen.

»Was bedauern Sie, Ellie?«

»Ich bedauere zum Beispiel, dass ich nicht mutig genug bin.«

»Mutig? Wie meinen Sie das?«

Sie seufzte und überlegte kurz. »Ich bin zu introvertiert; ich habe mich zu lange bedeckt gehalten, habe nie geheiratet, mich in meinem Berufsleben nie für mich selbst eingesetzt, nie mehr Geld verlangt. Nie laut meine Meinung gesagt.«

Ich überlegte, ob ich auf die Sehnsucht und Traurigkeit in ihrer Stimme eingehen sollte, wählte stattdessen aber einen riskanteren Ansatz: »Ellie, vielleicht kommt Ihnen die Frage seltsam vor, aber sagen Sie: Waren Sie im heutigen Gespräch mit mir bis jetzt mutig genug?«

Ich ließ es darauf ankommen. Obwohl Ellie aufrichtig war und mir schwierige Dinge erzählt hatte, spürte ich aus Gründen, die ich nicht genau benennen konnte, eine gewisse Distanz zwischen uns. Vielleicht war es meine Schuld, aber irgendwie hatten wir uns noch nicht vollkommen aufeinander eingelassen, und dem wollte ich abhelfen. Viele todkranke Menschen fühlen sich isoliert und glauben, dass andere sie auf Abstand halten. Ich wollte sicherstellen, dass das hier nicht der Fall war. Den Ablauf des Gesprächs in das Hier und Jetzt umzulenken und die Beziehung zwischen Therapeut und Patient zu festigen, führt fast immer dazu, die Therapie zu beleben.

Meine Frage schreckte Ellie auf. Zwei- oder dreimal flüsterte sie laut vor sich hin: »War ich hier mutig genug?« Dann schloss sie die Augen, dachte ein paar Sekunden nach, öffnete sie plötzlich, hob den Kopf, sah mir direkt in die Augen und verkündete mit fester Stimme: »Nein, bestimmt nicht.«

»Und wenn Sie hier mutig *wären*, was würden Sie dann zu mir sagen?«

»Ich würde sagen: ›Warum nehmen Sie ein derart hohes Honorar? Warum brauchen Sie so viel Geld?‹«

Ich war platt. Wie so oft hatte ich meine Worte bewusst in der Möglichkeitsform gewählt, um eine mutigere Antwort zu bekommen, aber niemals, nicht einmal in meinen kühnsten Träumen, hätte ich eine derart mutige Antwort von dieser verwundeten, gutherzigen, leisen Frau erwartet, die vor Dankbarkeit schier überwältigt schien, dass ich sie überhaupt empfangen hatte.

»Äh ... äh«, stotterte ich. »Jetzt haben Sie mich doch ein wenig, äh, äh ... verwirrt. Ich weiß nicht genau, was ich Ihnen darauf antworten soll.« Ich konnte nicht klar denken und schwieg, um meine Gedanken zu sammeln. Ich spürte, wie mir angesichts meines Honorars die Schamröte ins Gesicht stieg, als ich daran dachte, was sie sich alles vom Mund absparen musste: Sie war mit dem Bus zu mir gekommen und kratzte nun mühsam das Geld für ihre großartige Reise zusammen. In Dilemmas wie diesem erinnere ich mich stets an mein persönliches Mantra: *Sag die Wahrheit, sag die Wahrheit, sag die Wahrheit* (wenigstens dann, wenn ich sie für meine Patienten als hilfreich erachte). Nach kurzer Zeit sammelte ich mich.

»Nun, Ellie, es ist nicht zu übersehen, dass mir das, was Sie gerade sagten, unangenehm ist, aber erst einmal möchte ich, dass Sie wissen – *und das meine ich auch so* –, wie sehr mich Ihr Mut freut, den Sie gerade bewiesen haben. Und dass ich etwas verwirrt bin, liegt daran, dass Sie eines meiner persönlichen Dilemmas berührt haben. Mein allererster Reflex war es, mich zu verteidigen, und Ihnen zu sagen: ›Mein Honorar entspricht dem üblichen Satz für Psychiater hier in San Francisco‹, aber ich weiß, dass Sie darauf nicht anspielen. Das Honorar ist hoch, und Ihre Implikation trifft genau den Punkt: *Ich brauche das Geld nicht*. Sie konfrontieren mich also mit meiner persönlichen Ambivalenz, was Geldangelegenheiten angeht. Ich kann das im Augenblick nicht durcharbeiten, aber eines weiß ich mit Bestimmtheit: Ich möchte Ihnen ein Angebot machen. Ich würde das Honorar gern auf die Hälfte heruntersetzen. Ist das okay? Werden Sie das aufbringen können?«

Bei Ellie blitzte kurz Überraschung auf, aber dann nickte sie nur zustimmend, wechselte schnell das Thema und schilderte ihren Tagesablauf. Sie sprach darüber, wie sie es sich selbst oft schwerer machte, indem sie meinte, etwas wirklich Bedeutsames mit ihrer begrenzten Zeit anfangen zu müssen, wie beispielsweise ihre Memoiren zu schreiben oder einen Blog zu beginnen. Ich stimmte mit ihr überein, dass das ein Thema für eine Therapie wäre, falls sie eine solche anstreben sollte, aber für mich war es offensichtlich, dass sie unsere Honorardiskussion zu schnell abgewürgt hatte. Einen Augenblick lang erwog ich ihr vorzuschlagen, unsere Gefühle nach dem, was gerade geschehen war, wieder auf den Prüfstand zu stellen, doch dann dachte ich: *Langsam, langsam – du verlangst zu viel von ihr. Dies ist nur eine erste Sitzung.*

Ellie sah auf die Uhr, die auf dem Tisch zwischen unseren Stühlen stand. Unsere Stunde war fast zu Ende. Eilig ließ sie noch ein paar Komplimente fallen: »Es hat gutgetan, heute mit Ihnen zu reden. Sie hören wirklich zu. Ich komme wirklich bei Ihnen an. Ich fühle mich bei Ihnen wohl.«

»Können Sie sagen, was genau ich getan habe, dass Sie sich heute wohlgefühlt haben?«

Ellie schwieg ein paar Sekunden, starrte zur Zimmerdecke und tastete sich dann vor: »Vielleicht ist es Ihr Alter. Für mich ist es oft einfacher, mit einem älteren Menschen über das Sterben zu reden. Vielleicht kommt es daher, dass ich das Gefühl habe, dass alte Menschen schon über ihren eigenen Tod nachgedacht haben.«

Ihr verunglücktes Kompliment missfiel mir. Es lag nahe, über ihren Tod zu sprechen, aber war ich verpflichtet, über den *meinen* zu sprechen? Ich beschloss, meinen Gefühlen freien Lauf zu lassen. Wenn ich selbst nicht aufrichtig war, wie konnte ich es dann von ihr erwarten? Ich wählte meine Worte mit Bedacht.

»Ich weiß, Sie meinen es gut, Ellie, und was Sie sagen, ist vollkommen und unbestreitbar richtig: Ich *bin* alt, ziemlich alt, und ich *habe* viel über meinen Tod nachgedacht. Aber trotzdem hat mich Ihre Bemerkung ein wenig aus der Fassung gebracht. Wie soll ich sagen?« Ich überlegte ein paar Sekunden und fuhr dann fort: »Wissen Sie, was es ist? Ich glaube, es liegt daran, *dass ich einfach nicht als alter Mensch definiert werden möchte ...* Ja, ja, ganz bestimmt ist es das, und hier gibt es eine Parallele zu einer Ihrer Bemerkungen vorhin. Es hilft mir, genau zu verstehen, was Sie damit gemeint haben, als Sie sagten, Sie wollten nicht als Krebspatientin definiert werden.«

Als die Stunde vorüber war, fragte sie mich, ob wir noch eine zweite Sitzung vereinbaren könnten. Es stellte sich heraus, dass Ellie freitags, wenn ich in San Francisco war, wegen ihrer Chemotherapie oft nicht konnte. Auch hatte sie keine Fahrmöglichkeit zu meiner Praxis in das fünfunddreißig Meilen entfernte Palo Alto. Als ich ihr anbot, sie an einen anderen Therapeuten in San Francisco zu verweisen, erhob sie Einspruch: »Diese Sitzung hat mir so viel gebracht. Sie haben mir so viel Auftrieb gegeben, dass ich mich anscheinend wieder mit meinem Leben anfreunde. Ich weiß, dass ich in meiner E-Mail nur von einer oder zwei Sitzungen gesprochen habe. Aber jetzt ...« Sie unterbrach sich, holte tief Luft, sammelte ihre Gedanken, drehte sich zu mir um und sagte: »Jetzt möchte ich Sie um einen großen Gefallen bitten. Ich will Sie nicht in Verlegenheit bringen. Ich weiß, dass Sie es vielleicht nicht machen können oder wollen, und ich weiß auch, dass unsere Termine nicht leicht unter einen Hut zu bringen sind und wir deshalb nicht jede Woche zusammenkommen können.« Sie holte tief Luft. »Aber ich wüsste gern, ob Sie bereit wären, mich zu begleiten, bis ich sterbe?«

Bereit wären, mich zu begleiten, bis ich sterbe? Was für eine Frage! Das hatte mich noch nie jemand gefragt. Wie mutig!

Ich fühlte mich von ihrer Einladung geehrt und war sofort einverstanden.

Zu unserer zweiten Sitzung kam Ellie mit einem Stapel alter Familienfotos und dem Vorsatz, mich lückenlos über ihre Familie zu informieren. In der fernen Vergangenheit zu wühlen, da war ich mir sicher, war nicht der beste Weg, den wir einschlagen konnten, und ich fragte mich, ob Ellie mir damit nur eine Freude machen wollte und irrigerweise annahm, dass ich eine umfassende Familiengeschichte von ihr erwartete. Während ich noch nach einer taktvollen Formulierung suchte, ihr das zu sagen, begann sie bereits mit viel Gefühl von ihrer tiefen Liebe zu ihren Geschwistern zu sprechen. Ihre Augen wurden feucht, und als ich mich nach den Tränen erkundigte, begann sie herzzerreißend zu schluchzen, so groß war ihr Kummer, sie nie mehr wiederzusehen. Dann, als sie sich wieder gefangen hatte, meinte sie: »Vielleicht haben die Buddhisten ja Recht, wenn sie sagen ›Keine Bindungen, kein Leiden‹.«

Ich fühlte mich bemüßigt, etwas Hilfreiches von mir zu geben, und suchte unbeholfen nach Worten, um eine Unterscheidung zwischen »Liebe« und »Bindung« herzustellen. Das ging vollkommen ins Leere. Dann sprach ich von der Intensität und der Erfüllung, die von ihren familiären Beziehungen ausgingen, und sie wies mich freundlich darauf hin, dass solche Hinweise unnötig seien, da sie die Liebe ihrer Familie sehr wohl zu schätzen wisse und Trost bei dem Gedanken fände, dass alle Geschwister für sie da wären, wenn sie sie zum Zeitpunkt ihres Todes brauchen würde.

Der Verlauf dieses Gespräches erinnerte mich an ein wichtiges Axiom der Psychotherapie, das ich von vielen Patienten immer wieder gelernt (und immer wieder vergessen) habe: *Das Wertvollste, was ich zu bieten habe, ist meine schiere Präsenz. Sei einfach bei ihr,* dachte ich. *Hör auf, irgendetwas Weises und Kluges sagen zu wollen. Suche nicht nach irgendeiner großartigen Interpretation, die den entscheidenden Ausschlag gibt. Deine Aufgabe besteht einzig und allein darin, ihr deine ungeteilte Präsenz zu schenken. Vertraue darauf, dass sie von der Sitzung alles das mitnehmen wird, was sie braucht.*

Wenig später sprach Ellie von ihrem starken Verlangen, eine bezahlte Arbeit zu finden. Als sie die einzelnen Stationen ihres Lebens beschrieb, wurde mir mehr und mehr bewusst, wie fragil ihre wirtschaftliche Lage wirklich war. Sie wohnte in einer kleinen Zweizimmerwohnung in einer der preiswertesten Lagen von San Francisco zur Miete und lebte nach einem strikten Haushaltsplan, der ihr sogar den Luxus eines Taxis verwehrte, das sie zu mir in die Praxis auf den Hügeln von San Francisco gebracht hätte. Zu krank, um in den letzten beiden Jahren einer bezahlten Arbeit nachzugehen, verdiente sie im Augenblick nur wenige Dollar mit Babysitting und kleinen Redaktionsarbeiten für eine Freundin. Mir wurde bewusst, dass selbst mein stark herabgesetztes Honorar eine erhebliche Bürde für sie war und den Plan ihrer großen Reise in Frage stellte, die sie sich so sehr wünschte. Ich hielt ihr die Daumen, dass sie ihr Vorhaben würde realisieren können, und wusste, dass sie sich diesen Luxus viel eher würde leisten können, wenn ich sie kostenlos behandelte. Allerdings glaubte ich nicht, dass ihr Stolz es zuließe, überhaupt kein Honorar zu zahlen. Dann hatte ich eine Idee, die Ellie es erleichtern würde.

Vierzig Jahre zuvor hatte ich eine ausgesprochen schüchterne Patientin behandelt, ebenfalls Schriftstellerin und ebenfalls nicht in der Lage, die Therapie zu bezahlen. Ich hatte ihr ein experimentelles Format vorgeschlagen, wonach sie anstelle einer Bezahlung über jede Sitzung eine Zusammenfassung schreiben sollte. Ich wollte das ebenfalls tun, und alle paar Wochen sollte jeder von uns die Aufzeichnungen des anderen lesen. Ursprünglich hatte ich es nur als nützliche Übung für uns beide betrachtet: Ich wollte, dass sie lernte, unsere Beziehung ehrlicher zu beschreiben, und ich selbst wollte mich als Schriftsteller beweisen. Aber die daraus resultierenden Protokolle stellten sich als so wertvoll für den Unterricht angehender Therapeuten dar, dass die Patientin und ich sie gemeinsam in einem Buch (*Jeden Tag ein bisschen näher*) veröffentlichten. Ich erzählte Ellie von diesem Projekt und machte ihr das Angebot, eine Wiederholung dieses Experiments zu versuchen. In Anbetracht dessen, dass wir keine längere Therapie vorgesehen hatten, schlug ich vor, dass wir beide eine Zusammenfassung von jeder Sitzung schreiben und diese einander vor unserem nächsten Treffen zumailen sollten. Ellie war von der Idee begeistert, und wir vereinbarten, sofort zu beginnen.

In ihrer ersten Zusammenfassung reflektierte Ellie über die Probleme, mit anderen über ihre Krankheit zu sprechen:

> *Es ist eine Erleichterung, mit Irv zu reden, denn er beschäftigt sich wirklich mit der Frage seines eigenen Todes. Es ist oft ziemlich schwierig, mit anderen über meinen Krebs zu sprechen. Ich habe ein paar Lieblingsthemen, die mich regelmäßig ärgern: Viele Leute sind übertrieben beflissen. Sie können gar nicht genug für einen tun. Beim ärztlichen Dienst gibt es zum Beispiel eine Schwester, die mich ständig fragt: »Gibt es denn wirklich niemanden, der Sie hierherfahren kann?« Und manche Leute sind einfach zu neugierig. Ich glaube, das sind Voyeure, die ihre morbide Neugier befriedigen und wissen wollen, wie es sich so anfühlt, Krebs zu haben. Ich mag das nicht. Am liebsten würde ich ihnen an den Kopf werfen: »Schafft euch doch selbst eine tödliche Krankheit an!«*

In unserer folgenden Sitzung beging ich den Fehler zu sagen, dass ich ihre Tapferkeit bewunderte, und das löste in ihrer nächsten Zusammenfassung eine temperamentvolle Reaktion aus:

Zu viele Leute sind übertrieben respektvoll. Sie tönen: »Was bist du doch tapfer«, und genau in diese Falle ist auch Irv getappt. Was ist so tapfer daran, Krebs zu haben? Wenn wir ihn einmal haben, bleibt uns keine andere Wahl, oder? Aber am allerschlimmsten – und Gott sei Dank tut Irv das nicht, wenigstens bis jetzt nicht – ist dieses blöde Gelaber über den tapferen Kampf eines Patienten gegen den Krebs, der allzu oft mit einer Niederlage endet. In wie vielen Todesanzeigen kann man lesen, dass Soundso seinen tapferen Kampf gegen den Krebs verloren hat? Ich hasse das! Und wie ich das hasse! Wenn jemand das in meine Todesanzeige setzen sollte, komme ich zurück und bringe ihn um!

Aber Ellies Gesundheit verschlechterte sich schon bald dramatisch. Ihre Chemotherapie wirkte nicht mehr, Ellie ermüdete schnell, magerte ab und musste mehrmals ins Krankenhaus, um ihre Aszites – eine Flüssigkeitsansammlung im Bauchraum – behandeln zu lassen. Bald stellte sich heraus, dass sich Ellies Traum von einer Luxusreise nicht würde erfüllen können, und weder sie noch ich sprachen jemals wieder davon. Ein Buch mit unseren Zusammenfassungen der Sitzungen sollte es auch nicht geben. Am Ende trafen wir uns nur noch sechs Mal, und unsere Aufzeichnungen waren gestelzt und uninspiriert. Obwohl die ihren noch immer von einem gewissen Esprit zeugten, war ihnen Ellies Ermüdung deutlich anzumerken, und ihre Zusammenfassungen waren beladen mit wiederholten Dankbarkeitsbezeugungen dafür, dass ich sie ohne Honorar behandelte. Meine eigenen Aufzeichnungen waren vorsichtig und oberflächlich, denn es war so offensichtlich, dass Ellie kaum noch die Energie aufbrachte, sich wirklich zu engagieren. Ganz offensichtlich ging es mit ihr zu Ende, und ich hielt es für unpassend, Kommentare über Nuancen unserer Beziehung abzugeben. Und so redeten wir aneinander vorbei und erlebten nie die authentische Beziehung, die ich ursprünglich angestrebt hatte.

Darüber hinaus war ich in jener Zeit vollauf damit beschäftigt, einen Roman (*Das Spinoza-Problem*) zu Ende zu bringen, und trat eine lange vorher geplante Reise an, um einen Monat lang in Ruhe arbeiten zu können. Ich verbannte alles andere aus meinen Gedanken und arbeitete nonstop an den letzten Seiten bis zu dem Tag, an dem Ellies E-Mail mich erreichte und aufrüttelte. Jene, in der sie mir schrieb, dass sie nicht mehr aß und trank und bald sterben würde. Ich war erschüttert und hatte auch ein schlechtes Gewissen. Erschüttert, dass ich, obwohl ich wusste, dass sie todkrank war, diese Tatsache augenscheinlich verdrängt hatte, um meine ganze Energie auf das Schreiben zu konzentrieren. Und ein schlechtes Gewissen, da mir klar war, dass ich ihr mehr von mir hätte anbieten können. Ich hätte sie zu Hause besuchen können, als sie zu krank war, um zu mir zu kommen, und ich hätte sie umfassender in den Sitzungen und Zusammenfassungen einbeziehen können, die ich ihr geschickt hatte.

Warum hatten wir uns nicht näher aufeinander eingelassen? Meine erste Antwort auf diese Frage war, dass Ellie schlicht und einfach zu tiefen Beziehungen nicht fähig war. Schließlich hatte sie nie geheiratet und war mit keinem Partner eine enge und lange Liebesbeziehung eingegangen. Sie war häufig umgezogen und hatte viele Mitbewohner gehabt, aber nur wenige echte, enge Freundschaften. Aber es gelang mir nicht, mir dies glaubhaft einzureden: Ich wusste, dass das nicht alles war. Ich wusste, dass ich mich ihr aus irgendwelchen Gründen vorenthalten hatte. Da mich ihre E-Mail wirklich erschüttert hatte, fühlte ich mich verpflichtet, meinen Roman eine Zeit lang auf Eis zu legen und mich Ellie zu widmen: Ich las alle unsere Aufzeichnungen und die Korrespondenz noch einmal durch. Und diese Erfahrung öffnete mir die Augen – so viele ihrer Aussagen verschlugen mir mit ihrer Kraft und Weisheit den Atem. Immer wieder warf ich einen Blick auf das Datum ihrer E-Mails. Hatte ich diese Nachrichten *wirklich* schon gelesen? Wie war das möglich? Warum kamen mir diese verblüffend ergreifenden Worte nicht bekannt vor, warum kam es mir so vor, als läse ich sie zum ersten Mal?

Ich beschloss, meinen Roman erst einmal ad acta zu legen, Ellies weiseste und machtvollste Worte zu sammeln und die vorliegende Geschichte zu ihrem Andenken zu schreiben. Ich rief Ellie an, erzählte ihr, was ich tun wollte, und bat sie um ihre Zustimmung. Sie freute sich und hatte nur eine Bitte: Ich sollte kein Pseudonym verwenden, sondern ihren richtigen Namen.

Als ich ihre Aufzeichnungen durchging, war ich überrascht, wie oft Ellie ihre als tief empfundene Beziehung zu mir zum Ausdruck brachte. Mehrmals schrieb sie, dass sie mit mir freimütiger sprach als mit irgendjemandem sonst. Dies ist nur eines der Beispiele aus ihrer vierten Zusammenfassung:

> *Ich hasse es, meine Situation Leuten erklären zu müssen, die Anfänger in Sachen Sterben sind. Irv nimmt mir meine Befangenheit und hat keine Angst, mit mir die Dunkelheit zu betreten. Mit anderen Leuten geht das nicht. Es fällt mir schwer, zu schwer, ihnen zu erklären, dass mein Krebs unheilbar ist. Die Leute können es nicht lassen zu fragen: »Wie lange geht das mit deiner Chemo?«, und das ärgert mich. Kapieren sie es denn nicht? Kapieren sie nicht, dass meine Krankheit nicht verschwindet? Ich brauche Menschen, die mir in die Augen sehen können. Das kann Irv gut. Er schaut nicht weg.*

Diese und eine Vielzahl ähnlicher Bemerkungen überzeugten mich, dass ich ihr doch etwas Kostbares gegeben hatte, obwohl ich meinte, keine Beziehung mit ihr zustande gebracht zu haben: Ich war bereit gewesen, mit ihr in die Dunkelheit zu wandern und nicht zurückzuschrecken, wenn sie über ihren Tod sprach. Je mehr ich las, desto mehr wunderte ich mich, wie mir das gelungen war.

Am besten kann ich auf meinem Fahrrad nachdenken, und so machte ich eine lange Tour entlang der Küste von Kauai und dachte über diese Frage nach. Bestimmt tat ich das nicht, weil ich meine eigene Angst vor dem Tod vollkommen überwunden hätte. Das war seit Langem eine offene Baustelle, ein laufendes Projekt.

Vor vierzig Jahren, als ich zum ersten Mal mit Patienten gearbeitet hatte, die unheilbar an Krebs erkrankt waren, wurde ich von Todesängsten und häufigen Alpträumen geplagt. Um Trost zu finden, kramte ich damals in den Erinnerungen an meine eigene Psychotherapie, eine persönliche Psychoanalyse von siebenhundert Stunden während meiner psychiatrischen Facharztausbildung. Ich war verblüfft, als mir klar wurde, *dass nicht ein einziges Mal in diesen siebenhundert Stunden der Tod ein Thema gewesen war.* Unglaublich! Das Thema meines endgültigen Dahinscheidens – die furchterregendste Tatsache meines Lebens – hatte sich nie ergeben, war in dieser langen, persönlichen Analyse nicht ein einziges Mal zur Sprache gekommen. (Vielleicht schützte meine Psychoanalytikerin, damals Ende siebzig, sich vor ihrer eigenen Todesangst.) Mir wurde klar, dass ich, wenn ich mit unheilbar kranken Patienten arbeiten wollte, an meiner eigenen Angst vorm Sterben arbeiten musste, und so begab ich mich erneut in Therapie, diesmal bei Rollo May, einem Psychologen, dessen Schriften auf ein feines Gespür für existenzielle Themen schließen ließen.

Ich kann nicht genau bestimmen, was genau diese Therapie

so hilfreich machte, aber was ich weiß, ist, dass ich während unserer Arbeit ständig mit der Tatsache meines Todes gerungen habe. Rollo war älter als ich, und wenn ich auf unsere Sitzungen zurückblicke, bin ich sicher, ihm oft Angst gemacht zu haben. Aber ich halte ihm zugute, dass er nie zurückgeschreckt ist, sondern mich im Gegenteil dazu antrieb, immer noch tiefer zu gehen. Vielleicht war es schlicht und einfach der Prozess, der den Unterschied machte, nämlich geschlossene Türen zu öffnen und jeden Aspekt meiner existenziellen Situation in Anwesenheit eines sanften und empfindsamen Lehrmeisters zu untersuchen und anzunehmen. Im Lauf mehrerer Monate nahm meine Todesangst allmählich ab, und ich fühlte mich bei meiner Arbeit mit unheilbar kranken Patienten zunehmend wohler.

Diese Lebenserfahrung ermöglichte es mir, so präsent bei Ellie zu sein, und es ist keine Frage, dass sie meine Aufrichtigkeit zu schätzen wusste. Verleugnung war der Feind, und sie äußerte Ungeduld mit jeder ihrer Spielarten. In einer ihrer Zusammenfassungen schrieb sie:

Andere Menschen, selbst solche, die ebenfalls Krebs haben, sagen zu mir: »Du lebst bestimmt noch dreißig Jahre.« Sie reden sich ständig ein: »Ich werde nicht daran sterben.« Selbst Nancy aus meiner Selbsthilfegruppe, sonst so weise und klarsichtig, mailte mir gestern: »Uns bleibt nur zu hoffen, dass wir so lange durchhalten, bis bessere Heilmethoden entwickelt worden sind.«
Aber das ist nicht das, was ich hören möchte. Das ist ein Sicherheitsnetz mit einem riesigen Loch in der Mitte. Egal, ob ich noch lange oder nur noch kurz lebe: Ich lebe jetzt, in diesem Augenblick. Was ich wissen will, ist, dass es noch etwas anderes gibt, auf das man hoffen kann, als darauf, wie lange man lebt. Was ich wissen will, ist, dass es nicht

nötig ist, sich von Gedanken über Leiden oder den Tod abzuwenden, aber auch nicht, solchen Gedanken zu viel Zeit und Raum zu geben. Was ich will, ist, mit dem Wissen vertraut sein, dass das Leben zeitlich begrenzt ist. Und dann, im Licht (oder im Schatten) dieses Wissens zu wissen, wie man lebt. Wie man jetzt lebt. Über den Krebs habe ich Folgendes gelernt: Er zeigt dir die tödliche Krankheit, und dann spuckt er dich wieder aus, zurück in die Welt, in dein Leben, zu all seinen Freuden und seiner Herrlichkeit, die du jetzt so viel mehr spürst als je zuvor. Und du weißt, dass etwas gegeben und etwas genommen wurde.

»Etwas wurde gegeben und etwas genommen.« Ich wusste, was Ellie meinte. Es war ein einfacher und doch komplexer Gedanke – ein Gedanke, der ganz langsam betrachtet werden muss. Was gegeben wurde, ist eine neue Perspektive, das Leben zu leben, und was genommen wurde, sind die Illusion eines grenzenlosen Lebens und der Glaube an eine persönliche Einzigartigkeit, die uns von den Naturgesetzen ausnimmt.

Ellie kämpfte mit einem Arsenal verleugnungsfreier Thesen gegen den Tod, so gut wirkenden Thesen, dass sie sie mit Krebsmedikamenten verglich:

Ich lebe jetzt, und darauf kommt es an.
Das Leben ist zeitlich begrenzt – immer, für alle.
Meine Aufgabe ist es, zu leben, bis ich sterbe.
Meine Aufgabe ist es, Frieden mit meinem Körper zu schließen und ihn ganz und gar zu mögen, so dass ich von dieser stabilen Mitte aus mit Kraft und Großmut auf andere zugehen kann.

Jede dieser Thesen hatte einen eigenen Lebenszyklus. Wie sie es formulierte:

Nach einer Weile wirkt keine mehr. Sie verlieren ihre Kraft. Thesen sind wie Krebsmedikamente. Nur dass Thesen elastischer sind – sie leiern aus, liegen eine Zeit lang schlaff auf dem Boden, als wollten sie sich ausruhen, und dann kommen sie revitalisiert zurück, und mit ihnen kommen immer neue, bessere und stärkere.

Oft, besonders im frühen Stadium ihrer Krankheit, haderte Ellie mit ihrem Schicksal und schaute neidisch auf die Lebenden und Gesunden. Sie wusste, dass diese böswilligen Gefühle ihrem Kopf und ihrem Körper nicht guttaten und kämpfte dagegen an. Als ich Ellie zum allerletzten Mal sah, sagte sie etwas Bemerkenswertes zu mir: »Kein Neid mehr. Er ist verschwunden. Ich kann jetzt viel großmütiger sein. Vielleicht kann ich meinen Freunden und Geschwistern als Wegbereiter fürs Sterben dienen. Es hört sich abartig an, vielleicht auch naiv, aber das hält mich aufrecht und ist ein Gedanke, der nicht wie die anderen verblasst.«

Ein Wegbereiter fürs Sterben – was für eine außergewöhnliche Aussage! Das führte mich vierzig Jahre in die Vergangenheit, als ich diesem Gedanken in meiner Arbeit als Therapeut zum ersten Mal begegnet war. In meiner ersten Krebspatientengruppe bemühte ich mich Woche um Woche darum, einer schwerkranken Frau Trost zuzusprechen. Ich habe ihren Namen vergessen, aber ich erinnere mich genau, wie sie war, und ich sehe ihr bedrücktes, zerfurchtes Gesicht und ihre traurigen, niedergeschlagenen grauen Augen noch klar vor mir. Eines Tages verblüffte sie alle in der Gruppe, als sie strahlend und voller Lebensmut zur Sitzung erschien. Sie verkündete: »Ich habe in dieser Woche eine große Entscheidung getroffen. Ich habe mich entschlossen, meinen Kindern ein Vorbild zu sein – ein Vorbild dafür, wie man stirbt.« Und das tat sie auch: Bis zu ihrem Tod lebte sie nicht nur ihren Kindern Anstand und Würde vor, sondern auch den Gruppenmitgliedern und allen, die mit ihr in Kontakt kamen. Der Vorsatz, ein Vorbild fürs Sterben zu sein, ermöglicht es, sein Leben bis zum letzten Augenblick mit Sinnhaftigkeit zu erfüllen. In den Jahren danach gab ich diese Erkenntnis an viele Patienten weiter, doch Ellies kraftvolle Sprache (»ein Wegbereiter fürs Sterben«) verlieh dieser Aussage sogar noch mehr Kraft. Wie Nietzsche es formulierte: »Wer ein WARUM zum Leben hat, erträgt fast jedes WIE.«

Ich war nicht überrascht, als Ellie über positive Auswirkungen ihrer Krankheit schrieb, da ich solche Aussagen schon oft von anderen unheilbar Kranken gehört hatte. Aber dennoch besaßen Ellies Worte ungewöhnliche Kraft:

> *Für Familie und Freunde bin ich eher so etwas wie kostbares Gut. Und ich selbst komme mir auch irgendwie besonders vor. Meine Zeit erscheint mir kostbarer. Ich empfinde mich als wichtig, ernsthaft und selbstsicher. Ich glaube, dass ich jetzt weniger Angst vorm Sterben habe, als es vor dem Krebs der Fall war, aber ich beschäftige mich häufiger mit diesem Thema. Ich habe keine Angst davor, alt zu werden. Ich mache mir nicht das Leben damit schwer, darüber nachzudenken, was ich mache oder nicht mache. Ich denke, ich habe nicht nur die Erlaubnis, sondern sogar ein Mandat, es mir gutgehen zu lassen. Mir gefällt der Rat, den ich zufällig auf einer Krebs-Website gefunden habe: »Genieß jedes Sandwich.«*

Und sie verlor niemals ihren skurrilen Sinn für Humor.

> **Davon, die Messlatte höher zu setzen.**
> *Noch nie in meinem Leben habe ich so oft von so vielen Leuten gehört, wie gut ich aussehe.*

Natürlich gibt es dieses unausgesprochene »Wenn man bedenkt, dass du Krebs hast« – aber was soll's? Nur zu! Und ich selbst lobe mich ebenfalls, klopfe mir auf die Schulter und denke: »War ich nicht nett zu dieser missmutigen Verkäuferin, wenn man bedenkt, dass ich Krebs habe? Bin ich für eine, die Krebs hat, nicht wunderbar beschwingt?«
Heute habe ich nicht viel auf die Reihe gebracht (wie übrigens schon die ganze Woche), aber schließlich habe ich Krebs.
Es ist nett, aber allmählich lasse ich mich gehen. Zeit, die Messlatte höher zu setzen.

Fast alle Kommentare Ellies zu ihrem Tod waren eindrucksvoll. Jeden einzelnen las ich mehrmals. Immer wieder fragte ich mich, wie es möglich war, dass ich das gelesen hatte und mich trotzdem kaum daran erinnerte.

Kindheitsgedanken über den Tod.
Da ich zu der anstrengenden Sorte von Kindern gehörte, die kein Thema fallenlassen konnten, nagelte ich Mom auf das Thema Tod fest, als ich vier oder fünf war. Sie sprach vom Himmel, aber das stellte mich nun wirklich nicht zufrieden. Wenn ich zum Himmel hinaufschaute, sah ich nichts als Himmel. Ich lief los und versteckte mich hinter Vaters großen Lederarmsessel, der in einer Ecke stand. Ich stellte mir vor, dass ich einfach für immer dort bleiben könnte und der Tod mich dann nicht fände.
Die Buddhisten raten, mit dem Tod auf der linken Schulter zu leben; manchmal glaube ich, dass er bei mir auf beiden Schultern sitzt und tatsächlich direkt in meinen Körper gekrochen ist. Wo er natürlich schon immer war.

Nein, diese Zeilen waren zu mächtig, als dass ich sie hätte vergessen können. Wahr ist vielmehr, dass ich sie *beim ersten Mal nicht wirklich an mich herangelassen hatte.* Ich staunte über die Macht der Verleugnung, *meiner* Verleugnung. Und so las ich nun Ellies Texte nochmals, nur diesmal mit offenen Augen und ganzem Herzen. Und diesmal raubte mir die Kraft ihrer Worte den Atem:

> *Meine Aufgabe ist es, meinen Körper zu lieben, den ganzen Körper. Ganz und gar. Die ganze alternde tödliche mühselige scheiternde geheimnisvolle komplizierte atmende verdammte krebsige warme demütigende unverlässliche hart arbeitende unvollkommene schöne entsetzliche lebende kämpfende zarte angstvolle beängstigende lebende sterbende lebende atmende befristete wundersame rätselhafte heimgesuchte todkranke Sammlung von Atomen des Universums, die mein Selbst ist, bin ich für diesen Zeitraum. Dieser Körper, der verfällt. Der schreckliche und gefährliche Tumore züchtet. Der daran scheitert, sie zurückzudrängen, zu zerstören, aufzulösen, zu vernichten. Dieser Körper, der an der einzigen wichtigen Lebensaufgabe scheitert, nämlich am Leben zu bleiben, am Leben zu bleiben.*

Als sie zum ersten Mal erfuhr, dass ihr Krebs gestreut hatte, schrieb sie:

> *Ich sah in den Spiegel und sah ein menschliches Gesicht, verletzlich, lebendig, geliebt, vergänglich. Ich suchte nicht nach verstopften Poren auf meiner Haut oder lockerte meinen Pony oder bildete mir überhaupt eine Meinung zu meinem Aussehen. Ich sah direkt in die Augen, die direkt zurücksahen, und ich dachte, ach, du armer Liebling, du*

armes Kind. Ich glaube, das war das erste Mal, dass ich mein Gesicht überhaupt auf diese Weise wahrnahm – ganz.

Diese Zeilen trieben mir Tränen in die Augen. Die Vorstellung, wie Ellie sich im Spiegel ansah und »du armer Liebling, du armes Kind« sagte, berührte mein Herz und fachte auch meine Ängste um mich selbst an. Todesangst verschwindet nie wirklich, besonders nicht bei Menschen wie mir, die ständig in ihrem Unbewussten herumstochern. Selbst nach all dieser Arbeit an mir selbst wache ich gelegentlich noch immer um drei Uhr früh auf und lasse Szenarien ablaufen, in denen eine tödliche Krankheit bei mir diagnostiziert wird oder ich auf dem Totenbett liege oder mir vorstelle, wie meine Frau um mich trauert.

Doch Ellie hatte gesagt, ich sei voll präsent gewesen, nur zu bereit, mit ihr die dunkelsten Gefilde zu betreten. Ich wusste, dass etwas Wahres daran war, war mir aber nicht sicher, wie es mir gelungen war, es zu tun. Eine der Antworten ergab sich, als ich mich selbst dabei beobachtete, wie ich beim erneuten Lesen dieser schriftlichen Reflexionen einer ihrer Aufzeichnungen reagierte.

Das Leben ist zeitlich befristet – immer, für alle. Wir tragen ständig den Tod in unserem Körper. Aber ihn zu spüren, einen bestimmten Tod mit einem bestimmten Namen zu spüren – das ist etwas ganz anderes.

Als ich diese Zeilen las, sah ich, dass ich verstand, dass ich Ellies Worten zustimmte, aber als ich die Lautstärke höher drehte und noch genauer hinhörte, stieß ich auf eine gedämpfte Stimme aus der Tiefe meiner Seele, die sagte: *Ja, ja, alles schön und gut, Ellie, aber mal ehrlich: Du und ich … wir sind nicht dieselben. Du arme Haut, du bist diejenige, die es getroffen hat, die mit dem Krebs, und ich fühle mit dir, und ich helfe dir, so gut ich kann. Aber ich, ich bin gesund – krebsfrei. Am Leben. Außer Gefahr.*

Doch Ellie war eine scharfsinnige Frau. Wie konnte sie immer wieder sagen, ich sei derjenige, zu dem sie eine echte persönliche Beziehung aufgebaut hatte? Sie sagte, ich hätte ihr ohne zu zucken direkt in die Augen geblickt, ich sei auf sie eingegangen und hätte alles aufgenommen, was sie zu mir sagte.

Was für ein Rätsel. Als ich über ihren Botschaften brütete, begann ich allmählich zu verstehen. Ich war Ellie tatsächlich nahegekommen. Aber nicht *zu* nahe! Nicht gefährlich nahe. Ich hatte sie fälschlicherweise für unsere fehlende Vertrautheit verantwortlich gemacht. Aber *sie* war nicht das Problem. Sie hatte eine enorme Fähigkeit zu Nähe. *Ich* war das Problem. Ich schützte mich selbst.

Bin ich zufrieden mit mir? Nein, natürlich nicht. Aber vielleicht erlaubte mir meine Verleugnung, meine Arbeit zu tun. Ich glaube inzwischen, dass wir alle, die wir mit unheilbar Kranken arbeiten, diese Widersprüche aushalten müssen. Wir müssen ständig an uns arbeiten. Wir müssen uns immer wieder gut zureden, die Beziehung aufrechtzuerhalten und nicht zu streng mit uns zu sein, wenn wir menschlich, allzu menschlich sind.

Auf meine Zeit mit Ellie schaue ich mit großem Bedauern zurück. Ich bedauere Ellie, bedauere, dass sie nie ein mutiges Leben führte, dass sie jung starb und ihre große Reise nie antreten konnte. Aber nun, wenn ich auf meine Erfahrung mit Ellie zurückblicke, bedauere ich auch mich selbst. In unseren Sitzungen war es nicht Ellie, sondern ich, der zu kurz gekommen war. Ich hatte eine außergewöhnliche Gelegenheit zu einer tieferen Begegnung mit einer Frau mit einer großartigen Seele verpasst.

9

DREIMAL TRÄNEN

Obwohl sie vor vielen Jahren nur ein einziges Mal eine Sitzung bei mir gehabt hatte, ist mir unsere gemeinsame Stunde noch immer lebhaft in Erinnerung. Helena, eine hübsche, wortgewandte, bekümmerte Frau, suchte mich auf, um über ihren Freund Billy zu sprechen, und vergoss während unseres Gespräches dreimal Tränen.

Billy, der drei Monate zuvor gestorben war, hatte eine bedeutende Rolle in ihrem Leben gespielt. Sie lebten in unterschiedlichen Welten – er trieb sich in der Schwulenszene Sohos herum, sie hatte sich seit fünfzehn Jahren in einer bürgerlichen Ehe eingerichtet –, doch sie waren ein Leben lang befreundet gewesen, hatten sich im zweiten Schuljahr kennen gelernt und irgendwann zwischen zwanzig und dreißig zusammen in einer Kommune in Brooklyn gewohnt. Sie war arm, er reich; sie vorsichtig, er leichtsinnig; sie unbeholfen, er weltmännisch. Er war blond und schön und brachte ihr das Motorradfahren bei.

»Einmal«, so schwelgte sie mit leuchtenden Augen in Erinnerungen, »düsten wir ein halbes Jahr lang mit dem Motorrad und nichts als einem kleinen Rucksack auf dem Rücken durch ganz Südamerika. Diese Reise war der Höhepunkt meines Lebens. Billy sagte immer: ›Lass uns alles erleben; wir wollen später nichts bedauern; wir hauen alles auf den Kopf, was wir haben, und lassen nichts für den Tod übrig.‹ Und dann urplötzlich vor vier Monaten Hirntumor, und mein armer Billy war binnen weniger Wochen tot.«

Aber *das* war nicht der Moment, an dem sie Tränen vergoss – das kam ein paar Minuten später.

»Vorige Woche habe ich einen wichtigen Meilenstein in meinem Leben erreicht. Ich habe mein Staatsexamen gemacht und bin jetzt als klinische Psychologin zugelassen.«

»Gratuliere. Wenn das kein Meilenstein ist.«

»Meilensteine sind nicht immer gut.«

»Inwiefern?«

»Vorige Woche war mein Mann mit unseren Söhnen und deren besten Freunden zum Campen, und ich habe fast das ganze Wochenende damit verbracht, diesen Meilenstein zu verarbeiten und mein Leben Revue passieren zu lassen. Ich habe das Haus geputzt, alle Schränke aufgeräumt, die mit nutzlosem Zeug vollgestopft waren, und dabei fiel mir ein altes, längst vergessenes Fotoalbum von Billy wieder in die Hände, das ich seit Jahren nicht mehr gesehen hatte. Ich holte tief Luft, machte mir einen Drink, setzte mich in eine Ecke auf den Fußboden und blätterte es langsam durch; diesmal allerdings aus einem völlig anderen Blickwinkel – aus der Sicht einer Therapeutin. Ich betrachtete mein Lieblingsfoto von Billy. Er saß auf dem Motorrad, den Reißverschluss seiner Lederjacke aufgezogen, lächelte dieses bezaubernde Hochsommerlächeln, prostete mir mit einer Bierflasche zu und winkte mich zu sich. Das Foto hatte mir schon immer gut gefallen, aber plötzlich dämmerte es mir zum allerersten Mal, dass Billy manisch war, dass er eine bipolare Störung gehabt hatte! Der Gedanke warf mich um! Diese wunderbaren Abenteuer, die verrückten, wilden Sachen, die wir angestellt hatten, vielleicht war das alles nichts als …«

Und da vergoss sie zum ersten Mal Tränen. Sie weinte mehrere Minuten lang. Ich versuchte unser Gespräch wieder in

Gang zu bringen: »Könnten Sie diesen Satz bitte beenden, Helena? ›Das alles war nichts als …‹?«

Doch Helena konnte nicht aufhören zu weinen, schüttelte den Kopf und entschuldigte sich dafür, dass sie fast meine ganze Schachtel Taschentücher aufgebraucht hatte. Nachdem sie sich gefasst hatte, ignorierte sie meine Frage einfach und fuhr fort: »Und genau da habe ich Sie wegen eines Termins angerufen. Der Gedanke, dass er bipolar war, war schon schlimm genug, aber im Lauf des Tages wurde es noch schlimmer, als ich noch einmal die letzten E-Mails von Billy las. Als es mit ihm zu Ende ging, schrieb er mir eine liebevolle Nachricht, betonte, wie viel ich ihm bedeutete, wie sehr er meine Freundschaft schätzte, wie er sich an Bilder von mir in seinem Kopf klammerte, auch wenn große Teile seines Gehirns sich auflösten. Und dann …«

An dieser Stelle brach Helena zusammen, und zum zweiten Mal strömten die Tränen. Heftig schluchzend griff sie abermals zu den Papiertüchern.

»Versuchen Sie weiterzusprechen, Helena.«

»Und dann, als ich mir die E-Mail genauer ansah«, sagte sie unter Tränen, »wurde mir bewusst, dass er diesen Brief an über hundert Leute geschickt hatte. Dass ich nur eine von hundert war, von hundertdreizehn, um genau zu sein.«

Sie heulte noch ein paar Minuten Rotz und Wasser. Als der Tränenfluss allmählich versiegte, fragte ich: »Und dann, Helena?«

»Und dann schlug ich eine Seite im Album auf, die ich ganz vergessen hatte. Auf dieser Seite klebte eine Einladung für eine unserer wilden Feten, die wir in Brooklyn hin und wieder gemeinsam schmissen. Ich bin am elften und er am zwölften Juni geboren. Wir waren nur ein paar Stunden auseinander und feierten unsere Geburtstage immer zusammen und …«

Hier brach Helena zum dritten Mal in Tränen aus.

Ich wartete ein paar Augenblicke und beendete dann den Satz für sie: »*Wir waren nur ein paar Stunden auseinander, und jetzt ist er tot.* Das muss ein beängstigender Gedanke sein.«

»Ja, ja«, nickte Helena heftig schluchzend.

Ich sah auf die Uhr. Sie hatte nur um eine einzige Sitzung gebeten, und davon waren noch zwanzig Minuten übrig. »Helena, konzentrieren wir uns zuerst auf Ihre letzten Tränen: Sie und Billy sind gleich alt, nur Stunden auseinander. Und jetzt ist er tot. Worüber denken Sie noch nach?«

»Es ist reiner Zufall, dass ich noch da bin und er tot ist. Es hätte auch andersherum sein können. Ich erinnere mich, dass wir einmal beim Pferderennen waren. Es war mein erstes Mal. Ich war überrascht, dass Billy einfach nicht wetten wollte, und als ich ihn darauf ansprach, gab er mir eine seltsame Antwort. Er sagte, er habe sein Glück schon zur Genüge strapaziert. Er habe nämlich die Lotterie des Lebens gewonnen – unter diesen Millionen von Ei- und Spermazellen wäre er nämlich der Glückliche gewesen, der das große Los gezogen hatte. Er zeigte auf die vielen zerrissenen Nieten auf dem Fußboden und sagte, dass er es der ›Lotterie des Lebens‹ schulde, sein Geld nicht zum Fenster hinauszuwerfen oder noch mehr Geld von anderen zu ergattern, sondern es dafür zu verwenden, sein Leben in vollen Zügen zu genießen.«

»Und, hat er das gemacht?«

»O ja, und wie. Ich kenne niemanden, der so voller Leben war, so furchtlos, so überglücklich über die schiere Tatsache, am Leben zu sein.«

»Und«, sagte ich, »wenn dieser brillante Lebensfunke erlöschen konnte, dann denken Sie daran, dass auch Ihr eigenes Leben auf unsicheren Beinen steht.«

Helena sah mich etwas überrascht an. Vermutlich hatte sie nicht mit einer so unverblümten Bemerkung gerechnet. »Genau, genau.« Sie griff sich eine weitere Hand voll Taschentücher.

»Ihre Tränen gelten also Ihnen. Sein Tod macht Ihren eigenen Tod anschaulicher, realer. Ist es das erste Mal, dass Sie eine solche Begegnung mit dem Tod hatten?«

»Nein, nein. Als Kind, glaube ich, gab es viele Male, bei denen mich der Gedanke an den Tod mit voller Wucht getroffen hat. Immer wenn ich auf einer Beerdigung war, hatte ich schlimme, schlaflose Nächte, in denen ich mir vorstellte, tot zu sein. Auch als mein ältester Sohn geboren wurde. Sein erster Schrei hat mich hart getroffen.«

»Warum ausgerechnet das?«

»Nun, es führte mir das Offensichtliche vor Augen: dass das Leben einen Anfang hat und dann linear verläuft. Ich bin nur ein Vehikel, das das Leben an meinen Sohn weitergibt, der es seinerseits weitergeben wird und sich dann ebenfalls dem Tod stellen muss. Ich denke, es hat mir vor Augen geführt, dass wir nach einem vorgegebenen Plan leben, und zwar jeder von uns, und ich bin da bestimmt keine Ausnahme.«

»Ich will Ihnen verraten, woran ich gerade denke«, sagte ich. »Es ist Billys Aussage: ›Wir wollen später nichts bedauern.‹ Nach dem, was Sie sagen, scheint es, als sei Ihr Leben mit Billy ein erfülltes Leben gewesen. Richtig?«

»Richtig.«

»Das sehe ich an der Begeisterung in Ihren Augen, wenn Sie darüber sprechen. In dieser Hinsicht gab es nichts, was Sie heute bedauern?«

»Absolut nichts.«

»Nun, was ist mit Ihrem *jetzigen* Leben mit Ihrem Mann und Ihren Söhnen?«

»Ich verstehe. Sie verschwenden keine Zeit. Andere Story. Momentan stehe ich nicht im Leben. Ich schiebe es vermutlich auf. So wie es jetzt aussieht, erlebe und genieße ich das Leben nicht wirklich. Und ich bin so belastet mit Dingen: Kleider, Wäsche, Bettlaken, zu viele Lampen und Baseballhandschuhe, Golfschläger, Zelte und Schlafsäcke.«

»Ganz anders als bei Ihrem Motorradtrip mit Billy – ein halbes Jahr Südamerika mit nur einem kleinen Rucksack auf dem Rücken.«

»Ach, das war himmlisch. Einfach himmlisch. Jetzt bin ich mit einem reizenden Mann verheiratet. Ich liebe ihn schon, aber ich wünschte so sehr, nicht so schwer beladen zu sein. Ich wünschte, ich könnte einfach nur mit einem Rucksack auf dem Rücken weiterleben. Zu viele Dinge. Manchmal stelle ich mir einen riesigen Bagger vor, der durch mein Dach bricht und alle unsere Sachen auf seine Schaufel lädt – riesige Fernseher und DVD-Spieler, Sofas und Geschirrspülmaschinen –, und wenn er mit alldem dann wieder hochfährt, sehe ich ein paar Gartenstühle mit gestreiftem Stoffbezug an seinen Zähnen baumeln.«

»Und dann? Erzählen Sie mir, was Sie noch an Ihrem Leben der letzten Jahre bedauern.«

»Ich habe es nicht wertgeschätzt, habe nicht gelebt, wie ich hätte leben sollen. Vielleicht habe ich zu lange an der Vorstellung festgehalten, dass das *richtige Leben* damals mit Billy stattgefunden hat.«

»Und dieser Glaube macht es umso schwieriger, sich mit Ihrem *eigenen* Tod abzufinden. Es ist immer schmerzlicher, an den Tod zu denken, wenn man das Gefühl hat, nicht voll und ganz gelebt zu haben.«

Helena nickte. Jetzt hatte ich definitiv ihre Aufmerksamkeit.

»Befassen wir uns nun mit den anderen beiden Malen, als Sie weinen mussten. Sie haben geweint, als Ihnen klar wurde, dass er eine Abschieds-E-Mail an über hundert Leute geschrieben hat. Sprechen wir ausführlicher darüber.«

»Ich kam mir einfach nicht mehr als etwas Besonderes vor. Wir waren einmal so vertraut, so sehr vertraut.«

»Haben Sie sich häufig gesehen?«

»Früher ja, aber in den vergangenen paar Jahren nicht mehr, nein. Nicht, seit ich vor ungefähr zehn Jahren nach Oregon gezogen bin. Wir lebten ja an gegenüberliegenden Küsten, und ich sah ihn höchstens ein-, zweimal im Jahr.«

»Nun«, dachte ich laut nach, »ich stelle mir Billy vor, der von einem Gehirntumor befallen ist, und sich vielleicht wie so viele todgeweihte Menschen isoliert fühlt und verzweifelt ist und der nun versucht, sich an sein gesamtes soziales Netzwerk zu wenden, mit allen Leuten in Kontakt zu treten, die er kennt. Das erscheint mir verständlich und ist nur allzu menschlich. Aber diese Tatsache ist auf keinen Fall eine Aussage über seine Beziehung zu Ihnen, Helena.«

»Ja, ja, das weiß ich. Bei Gott, das weiß ich wirklich! Ich habe so viele Paare in meiner Praxis, und fast jeden einzelnen Tag sage ich zu dem einen oder anderen Patienten, dass diese oder jene Handlung nicht unbedingt etwas über die Beziehung aussagt.«

»Ganz genau, und es ist sogar noch unwahrscheinlicher, dass es eine Aussage zur Einzigartigkeit Ihrer Beziehung mit Billy vor so vielen Jahren ist. Beziehungen enden, aber dadurch wird nicht das ausgemerzt, was sie einmal ausgemacht hat. Und das bringt uns zum ersten Mal, als Sie hier Tränen vergossen, als Sie nämlich davon sprachen, dass Ihnen plötzlich bewusst wurde, dass Billy manisch war. Versuchen Sie sich vorzustellen, was Ihre Tränen in diesem Zusammenhang bedeuten.«

»Seine Manie ist jetzt für mich so offensichtlich. Er kam nie zur Ruhe. Immer Volldampf voraus. Er schaltete nie einen Gang herunter. *Wie konnte ich das übersehen? Unglaublich.*«

»Aber betrachten wir einmal genauer, weshalb Sie das so erschüttert.«

»Ich glaube, es stellt meinen ganzen Sinn für die Realität in Frage. Was ich früher als den Höhepunkt meines Lebens ansah, das leuchtende, aufregende Zentrum, die Zeit, in der ich und er ein so überaus spannendes Leben führten – *nichts davon war real.* Jetzt wird mir bewusst, dass immer nur die Manie aus ihm sprach.«

»Ich kann verstehen, wie destabilisiert Sie sich jetzt fühlen, Helena. All die Jahre sahen Sie Ihr Leben nur aus einer Perspektive, und jetzt plötzlich werden Sie mit einer neuen und anderen Version von Realität konfrontiert. Zu erleben, wie die Vergangenheit sich vor Ihren Augen verändert – was für ein Schock!«

»Ganz genau. Ich bin wie benommen.«

»In Ihren Aussagen liegt auch sehr viel Traurigkeit, Helena. Es ist traurig, wie Billy, dieser vitale, wunderbare Mann, dieser lebenslange Freund, auf eine einzige Diagnose reduziert wurde. Und die ganze Jugend, die Sie mit ihm verbracht haben – all diese wunderbaren, aufregenden Erlebnisse –, ebenfalls darauf reduziert, ›nichts als‹, nichts als ein Ausdruck von Manie zu sein. Vielleicht hatte er tatsächlich eine Manie, aber wenn ich Ihren Erzählungen folge, war er anscheinend so viel mehr als dieses Etikett, das ihm aufgedrückt wurde.«

»Ich weiß, ich weiß, aber ich komme im Moment einfach nicht darüber hinweg.«

»Ich will Ihnen sagen, was mir gerade durch den Kopf geht. Als Sie sagten, dass Ihr ganzes Leben in der Jugend mit ihm ›nichts als‹ Manie gewesen sei, zuckte ich ein bisschen zusammen. Ich stellte mir vor, diesen Denkansatz ›nichts als‹ auf das zu übertragen, was in diesem Augenblick zwischen Ihnen und mir passiert. Vermutlich könnte man sagen, dass das hier *nichts als* eine geschäftliche Transaktion ist und ich dafür bezahlt werde, Ihnen zuzuhören und auf Sie zu reagieren. Oder vielleicht könnte man sagen, dass es mir hilft, mich stärker und erfolgreicher zu fühlen, wenn ich Ihnen dabei helfe, sich besser zu fühlen. Oder dass mein Leben für mich an Sinn gewinnt, wenn ich Ihnen helfe, einen Sinn im Leben zu finden. Und ja, das alles mag stimmen. Aber zu sagen, dass Therapie ›nichts als‹ eines dieser Beispiele ist, ist so unendlich weit von der Wahrheit entfernt. Ich spüre, dass Sie und ich eine Beziehung eingegangen sind, dass etwas Reales zwischen uns passiert, dass Sie mir so viel von sich preisgeben und dass mich Ihre Worte bewegen und interessieren. Ich möchte nicht, dass wir reduziert werden, und ich möchte nicht, dass Billy reduziert wird. Mir gefällt die Vorstellung von seinem bezaubernden Hochsommerlächeln. Ich beneide Sie um Ihre Motorradtour durch Südamerika, und der Gedanke macht mich traurig, dass Sie sich das alles jetzt versagen.«

Als die Sitzung zu Ende war, waren wir beide müde, aber auch klüger. Sie konnte sich wieder auf ihre Vergangenheit zurückbesinnen und ihr Leben mit ihm wieder schätzen. Und was mich betraf, so hatte ich eine neue Perspektive, was meine lang gehegte Aversion gegen den Akt der Diagnose an sich betraf. In meiner psychiatrischen Ausbildung waren die offiziellen diagnostischen Kategorien für mich oft problematisch gewesen. Bei Fallkonferenzen vertraten viele Psychiater unterschiedliche Meinungen über die korrekte Diagnose der vorgestellten Patienten, und irgendwann begriff ich, dass die Meinungsverschiedenheiten im Allgemeinen nicht auf Fehler der Ärzte zurückgingen, sondern dem diagnostischen Prozess selbst innewohnten.

In meiner Tätigkeit als Direktor der psychiatrischen Abteilung im Stanford Hospital vertraute ich auf die Diagnose, um die richtige Entscheidung für eine effektive pharmakologische Behandlung zu treffen. Aber meine praktische, psychotherapeutische Erfahrung der letzten vierzig Jahre mit weniger schwer gestörten Patienten zeigte, dass der diagnostische Prozess weitgehend irrelevant ist, und ich gelangte zu der Auffassung, dass die Verrenkungen, die wir Psychotherapeuten anstellen müssen, um die Anforderungen der Krankenversicherungen nach einer präzisen Diagnose zu erfüllen, sowohl für den Therapeuten als auch für den Patienten von Nachteil sind. In der Diagnostik setzen wir das Messer nicht an den Gelenken der Natur an, wie Plato es ausdrückt, wir halten uns also nicht an die Vorgaben der Natur. Diagnostische Kategorien sind von Menschen ausgedacht und willkürlich; sie sind Ergebnisse von Abstimmungen in Ausschüssen und werden in jedem neuen Jahrzehnt in nicht unerheblichem Maß überarbeitet.

Aber mein Gespräch mit Helena öffnete mir die Augen dafür, dass die Aufgabe, eine formelle Diagnose zu erstellen, nicht einfach nur ein Ärgernis ist. Sie kann unsere Arbeit sogar *behindern*, indem sie den vielschichtigen Menschen, der uns in unserer Praxis in Fleisch und Blut gegenübertritt, verschleiert, ja sogar negiert. Billy war ein Opfer dieses Prozesses, und ich war froh, meinen Teil dazu beigetragen zu haben, dass seine einstige Komplexität und überschäumende Lebensfreude wieder wertgeschätzt wurde.

10

DENN ALLES IST VERGÄNGLICH

Als Jarod meine Praxis betrat, lief er, ohne mich zu begrüßen, zu seinem Stuhl. Ich machte mich auf etwas gefasst.

Während er zu den flauschigen Blütenständen der Glyzinie vor meinem Fenster hinaussah, sagte er: »Irv, ich muss Ihnen ein Geständnis machen.« Er zögerte und schaute mir dann direkt ins Gesicht: »Diese Frau, Alicia ... Sie erinnern sich, dass ich über sie gesprochen habe?«

»Alicia? Wir haben uns natürlich ausgiebig über Marie unterhalten, aber Alicia? Nein, an sie erinnere ich mich nicht. Helfen Sie mir auf die Sprünge.«

»Also, da gibt es diese andere Frau, Alicia, und die Sache ist die ... äh ... also, Alicia glaubt auch, dass ich sie heiraten werde.«

»Halt! Halt! Jetzt komme ich nicht mehr mit. Erzählen Sie, Jarod. Klären Sie mich auf.«

»Also, gestern, als Marie und ich bei Ihrer Kathryn zur Paartherapie waren, war plötzlich die Kacke am Dampfen. Marie begann damit, dass sie ihre Tasche aufmachte und einen Packen E-Mails herausholte – einen ziemlich dicken Packen –, ziemlich belastende E-Mails, in denen Alicia und ich vom Heiraten sprachen. Deshalb habe ich mich heute zu diesem Geständnis durchgerungen. Mir ist lieber, Sie hören es von mir als von Kathryn. Es sei denn, Sie haben schon mit ihr gesprochen.«

Ich war fassungslos. In dem einen Jahr, in dem ich Jarod, einen zweiunddreißig Jahre alten Dermatologen, nun behandelte, hatten wir uns großenteils auf seine Beziehung zu Marie, seiner Lebensgefährtin, konzentriert, mit der er seit neun Monaten zusammenwohnte. Obwohl er behauptete, Marie zu lieben, sperrte er sich dagegen, sich festzulegen. »Weshalb«, erklärte er mehr als einmal, »sollte ich das *einzige Leben* opfern, das ich habe?«

Bis jetzt hatte ich den Eindruck gewonnen, dass die Therapie zwar langsam, aber stetig Fortschritte machte. Jarod hatte auf der Uni im Hauptfach Philosophie studiert und mich ursprünglich aufgesucht, nachdem er einige meiner philosophischen Romane gelesen hatte und davon ausgegangen war, ich sei der richtige Therapeut für ihn. In den ersten Monaten unserer gemeinsamen Arbeit widersetzte er sich der Therapie durch wiederholte Versuche, mich in abstrakte, philosophische Diskussionen zu verwickeln. In den letzten Wochen geschah das nicht mehr so häufig, er schien ernsthafter geworden zu sein und ließ mich mehr und mehr an seinem inneren Selbst teilhaben. Aber trotzdem blieb Jarods drängendstes Thema, seine problematische Beziehung zu Marie, unverändert. Ich wusste, es war aussichtslos, eine Paartherapie unter Einzeltherapiebedingungen zu versuchen, und hatte ihm deshalb wenige Wochen zuvor vorgeschlagen, mit Marie zu einer hervorragenden Paartherapeutin, Dr. Kathryn Foster, zu gehen, die er nun aus heiterem Himmel als »meine Kathryn« titulierte.

Wie sollte ich auf Jarods Geständnis reagieren? Mehrere Möglichkeiten boten sich an: seine Krise mit Marie, die Tatsache, dass er zwei Frauen in dem Glauben ließ, dass er sie heiraten wollte, seine Reaktion darauf, dass Marie seinen E-Mail-Account geknackt hatte, oder seine Bemerkung zu »meiner Kathryn« und die Phantasien, die sich dahinter verbargen. Aber das alles musste noch warten. Im Augenblick betrachtete ich es als meine vordringlichste Aufgabe, mich um unsere therapeutische Beziehung zu kümmern. Das hat immer Vorrang.

»Jarod, lassen Sie uns noch einmal zurückgehen und betrachten wir Ihre allererste Bemerkung, dass Sie ein Geständnis ablegen müssen. Offensichtlich haben Sie mir einiges vorenthalten, was für unsere Arbeit wichtig ist und was Sie heute nur deshalb ansprechen, weil Sie glauben, ich könnte es sonst von Kathryn erfahren. Von ›meiner Kathryn‹.«

Verdammt, den letzten Zusatz hätte ich mir sparen sollen. Ich wusste, dass er uns vom Thema ablenken würde, aber er war mir einfach herausgerutscht.

»Richtig, das mit Kathryn war ein schlechter Scherz. Ich weiß nicht, wie ich darauf gekommen bin.«

»Irgendeine Vorstellung?«

»Weiß nicht. Ich glaube, es ist einfach so, dass Sie so sichtlich von ihr angetan waren und ihre Fähigkeiten so überschwänglich anpriesen. Und dann sieht sie ja auch noch umwerfend aus.«

»Und deshalb dachten Sie, dass zwischen Kathryn und mir etwas läuft?«

»Nun ja, nicht wirklich. Ich meine, um nur eines zu nennen, gibt es ja doch einen ziemlichen Altersunterschied. Sie sagten, dass sie vor ungefähr dreißig Jahren eine Studentin von Ihnen war. Ich habe ein bisschen im Internet gesurft und herausgefunden, dass sie mit einem Psychiater verheiratet ist, ebenfalls ein Ex-Student von Ihnen ... na ja ... ich meine ... äh ... ehrlich gesagt, Irv, weiß ich nicht, *warum* ich das gesagt habe.«

»Es könnte ja sein, dass Sie sich gewünscht haben, dass wir im selben Boot säßen, dass ich wie Sie eine problematische Affäre hätte?«

»Lächerlich.«

»Lächerlich?«

»Lächerlich, aber ...« Jarod nickte ein paarmal nachdenklich. »Lächerlich, aber wahrscheinlich wahr. Ich gebe zu, dass ich heute, als ich hier hereinkam, mich so ausgesetzt und allein gefühlt habe wie ein Blatt im Wind.«

»Sie wollten also Gesellschaft? Wollten, dass wir gemeinsame Sache machen?«

»Kann sein. Passt irgendwie. Das heißt, wenn man psychotisch ist, passt es. Gott, ist das peinlich. Ich komme mir vor wie ein Zehnjähriger.«

»Ich weiß, dass das unangenehm ist, Jarod, aber versuchen Sie dranzubleiben. Mich beschäftigt Ihr Wort ›Geständnis‹. Was sagt das über Sie und mich aus?«

»Nun, es sagt etwas über Schuldgefühle aus. Über etwas, was ich getan habe, was ich aber nicht zugeben will. Ich achte darauf, Ihnen nichts zu erzählen, was Ihre Meinung über mich trüben könnte. Ich respektiere Sie sehr ... das wissen Sie ... und mir ist es außerordentlich wichtig, dass Sie auch weiterhin ein bestimmtes ... äh ... ein bestimmtes *Bild* von mir haben.«

»Was für ein Bild? Was für ein Bild sollte Irv Yalom wohl von Jarod Halsey haben? Nehmen Sie sich einen Augenblick Zeit und stellen Sie sich eine Situation vor, in der ich auf das Bild achte, das ich von Ihnen habe.«

»Wie bitte? Das kann ich nicht.« Jarod schnitt eine Grimasse und schüttelte den Kopf, als wollte er einen schlechten Geschmack loswerden. »Was machen wir hier eigentlich? Irgendwie ist das alles neben der Spur. Warum reden wir nicht über die wichtigen Themen – meine verfahrene Situation mit Alicia und Marie?«

»Darüber reden wir später. Bald. Aber tun Sie mir kurz den Gefallen. Fahren Sie mit unserem Gespräch über mein Bild von Ihnen fort.«

»Mann, ich spüre förmlich, wie sich alles in mir sträubt. So was nennen Sie doch ›Widerstand‹, oder?«

»Absolut richtig. Ich weiß, es ist ein bisschen riskant, aber erinnern Sie sich an unsere erste Sitzung? Da sagte ich Ihnen, dass es wichtig ist, in jeder Sitzung etwas zu riskieren. Jetzt ist es so weit! Versuchen Sie, es zu riskieren.«

Jarod schloss die Augen und drehte das Gesicht zur Zimmerdecke. »Also gut, es geht los … Ich sehe Sie hier im Sprechzimmer sitzen.« Er drehte abermals den Kopf und zeigte mit immer noch geschlossenen Augen auf meinen Schreibtisch am anderen Ende des Sprechzimmers. »Sie schreiben gerade etwas, und aus irgendeinem Grund sehen Sie mein Bild vor sich. Ist es das, was Sie meinen?«

»Genau. Sprechen Sie weiter.«

»Sie schließen die Augen; Sie sehen mein Gesicht vor sich und betrachten es genau.«

»Gut. Weiter. Und jetzt stellen Sie sich meine Gedanken vor, während ich Ihr Gesicht ansehe.«

»Sie denken, *Ach ja, das ist Jarod. Ich sehe ihn …*« Er schien nun entspannter zu sein, nachdem er sich auf diese Phantasiegeschichte eingelassen hatte. »*Ja, ja, der Jarod. Was für ein netter Mensch. So schlau, so sachkundig. Ein junger Mann mit glänzenden Aussichten. Und so tiefgründig, der Philosophie so zugetan.*«

»Erzählen Sie weiter. Was denke ich noch?«

»Sie denken: *Wie charaktervoll er ist, wie integer … einer der besten und intelligentesten Männer, die mir je untergekommen sind … ein Mann, den man sich merken muss.* So was Ähnliches.«

»Sagen Sie mehr dazu, wie wichtig es ist, dass ich dieses Bild von Ihnen habe.«

»Es ist von *allergrößter* Wichtigkeit.«

»Mir scheint, es ist Ihnen wichtiger, dass ich dieses Bild von Ihnen habe, als dass ich Ihnen helfe, sich zu ändern, was ja letztlich der Grund war, weshalb Sie mich aufgesucht haben.«

Jarod schüttelte resigniert den Kopf. »Nach dem, was heute alles passiert ist, kann ich das wohl kaum widerlegen.«

»Ja, wenn Sie mir wichtige Informationen vorenthalten, wie Ihre Beziehung zu Alicia, dann läuft das darauf hinaus.«

»Begriffen. Glauben Sie mir, die Absurdität meiner Position ist mir nur allzu klar.«

Jarod lehnte sich zurück, und wir schwiegen einen Augenblick.

»Erzählen Sie, was Ihnen durch den Kopf geht.«

»Scham. Hauptsächlich Scham. Ich schämte mich, dass ich zugeben musste, dass ich Marie vielleicht gar nicht heiraten werde, nachdem Sie ... wir ... nach Maries Krebsdiagnose und der Mastektomie so hart daran gearbeitet haben.«

»Sprechen Sie weiter.«

»Ich meine, was für ein Arschloch verlässt eine Frau, die Krebs hat? Was für ein Mann betrügt und verlässt eine Frau, weil sie eine ihrer Titten verloren hat? Scham. Jede Menge Scham. Und was noch schlimmer ist: Ich bin Arzt. Ich sollte mir etwas aus Menschen machen.«

Allmählich machte ich mir wirklich Sorgen um Jarod und hatte das Bedürfnis, ihn vor seinen wütenden Selbstbezichtigungen zu schützen. Ich wollte ihn daran erinnern, dass seine Beziehung zu Marie schon längst belastet war, als die Krebserkrankung bei ihr diagnostiziert wurde, aber er war im Augenblick in einer solchen Entscheidungskrise, dass ich fürchtete, er könnte alles, was ich sagte, als Ratschlag auffassen. Ich habe einfach zu viele Patienten in einem solchen Zustand erlebt, die andere, auch ihre Therapeuten, zu Entscheidungen provozieren, die eigentlich sie treffen mussten. Tatsächlich schien es wahrscheinlich, dass Jarod klammheimlich versuchte, Marie die Entscheidung aufzuzwingen, die Beziehung zu beenden. Er musste ihr unbewusst in die Hände gespielt haben, andernfalls hätte er die E-Mail-Korrespondenz doch einfach gelöscht.

»Und Alicia?«, fragte ich. »Wollen Sie mir von Ihnen und ihr erzählen?«

»Ich kenne sie erst seit ein paar Monaten. Ich habe sie im Fitnessclub kennen gelernt.«

»Und?«

»Ich hab sie ein paarmal tagsüber unter der Woche getroffen.«

»Ach ja? Geht es noch etwas sparsamer?«

Verdattert hob Jarod den Kopf, sah, dass ich grinste und lächelte: »Ich weiß, ich weiß …«

»Sie sitzen vermutlich richtig in der Klemme. Sie sind in einer peinlichen, unangenehmen Zwickmühle. Sie wollen, dass ich Ihnen helfe, aber Sie sträuben sich dagegen, offen zu sein.«

»›Sträuben‹ ist recht freundlich ausgedrückt. Ich *hasse* es regelrecht, darüber zu reden.«

»Weil es das Bild beeinflussen könnte, das ich von Ihnen habe?«

»Ja, genau deswegen.«

Ich dachte einen Augenblick über Jarods Worte nach und entschied mich dann für eine unorthodoxe Strategie – eine, die ich bis dahin kaum jemals in einer Therapie angewandt hatte.

»Jarod, zufällig habe ich kürzlich Marc Aurel gelesen, und daraus würde ich Ihnen gern ein paar Passagen vorlesen, die mir für unser Gespräch relevant erscheinen. Kennen Sie sein Werk?«

Sofort begannen Jarods Augen zu leuchten. Diese Verschnaufpause kam ihm gerade recht. »Von früher, ja. Ich kenne seine *Selbstbetrachtungen* von einem Kurs an der Uni. Eine Zeit lang hatte ich Klassik als Hauptfach. Aber seither habe ich nichts mehr von ihm zur Hand genommen.«

Ich ging an meinen Schreibtisch, nahm die *Selbstbetrachtungen* von Marc Aurel und begann darin zu blättern. In den letzten Tagen hatte ich nach einem ungewöhnlichen Gedankenaustausch mit Andrew, einem anderen Patienten, diverse Passagen gelesen und angestrichen. In unserer letzten Sitzung vergangene Woche hatte Andrew wie so viele Male davor davon gesprochen, wie qualvoll es für ihn war, sein Leben mit einem bedeutungslosen Beruf zu vergeuden. Er arbeitete als hochbezahlter Werbemanager und hasste sinnentleerte Zielsetzungen, wie Rolls-Royce-Limousinen an Damen zu verkaufen, die Abendroben von Galliano im Schrank hatten. Aber er meinte, keine Wahl zu haben: Angesichts eines fortgeschrittenen Emphysems, das vermutlich seine produktiven Arbeitsjahre verkürzen würde, brauchte er das Einkommen, um das Universitätsstudium seiner vier Kinder zu finanzieren und für seine kränkelnden Eltern zu sorgen. Es überraschte mich selbst, als ich Andrew spontan vorschlug, die *Selbstbetrachtungen* von Marc Aurel zu lesen. Ich hatte Marc Aurel seit vielen Jahren nicht mehr zur Hand genommen, wusste aber noch, dass er und Andrew etwas gemeinsam hatten: Auch Marc Aurel war in einen Beruf gedrängt worden, den er nicht selbst gewählt hätte. Er wäre lieber Philosoph geworden, doch er war der Adoptivsohn eines römischen Kaisers und am Ende dazu ausersehen, die Nachfolge seines Vaters anzutreten. Statt also ein Leben des Denkens und Lernens zu führen, verbrachte er die meiste Zeit seines Erwachsenendaseins als Kaiser, der Kriege führte, um die Grenzen des römischen Imperiums zu schützen. Um aber sein inneres Gleichgewicht zu bewahren, diktierte Marc Aurel seine philosophischen Selbstbetrachtungen einem griechischen Sklaven, der sie in einem Tagebuch festhielt, das nur für die Augen des Kaisers bestimmt war.

Nach jener Sitzung kam mir in den Sinn, dass Andrew bestimmt so pflichtbewusst war, dass er Marc Aurel in aller Gründlichkeit studierte. Also musste ich mich mit den *Selbstbetrachtungen* schnell wieder vertraut machen, und so hatte ich einen Großteil meiner freien Zeit in der vergangenen Woche damit zugebracht, die kraftvollen und ergreifenden Worte dieses römischen Kaisers aus dem zweiten Jahrhundert zu genießen und mich auf die nächste Sitzung mit Andrew vorzubereiten, der kurz nach Jarod kommen sollte.

Das alles hatte ich im Hinterkopf gehabt, als Jarod zu seiner Sitzung erschienen war, und als er davon sprach, wie sehr er sich danach sehnte, dass sein Bild unauslöschlich in meinem Kopf flimmern möge, gelangte ich mehr und mehr zu der Überzeugung, dass der eine oder andere Gedanke Marc Aurels auch ihn verwandeln könnte. Gleichzeitig zweifelte ich an meinen persönlichen Vorlieben: Wann immer ich einen der großen Lebensphilosophen las, beobachtete ich gelegentlich, dass deren Gedanken für viele meiner aktuellen Patienten relevant sein könnten, und dann konnte ich nicht anders, als einige Gedanken oder Passagen zu zitieren, über die ich gerade gestolpert war. Manchmal war das hilfreich, oft aber auch nicht.

Jarod wartete ungeduldig, während ich die Abschnitte überflog, die ich markiert hatte. »Es dauert nur ein paar Minuten, Jarod. Ich bin sicher, dass es hier Passagen gibt, die für Sie von Wert sein werden. Ah, hier ist schon eine: ›Bald wirst du alles vergessen haben, und bald werden auch dich alle vergessen haben.‹ Und hier ist der Passus, den ich eigentlich gesucht hatte.« Ich las laut vor, während Jarod, offenbar voll konzentriert, die Augen schloss.

»›Denn alles ist vergänglich. Alles dauert *einen* Tag – die da rühmen und die da gerühmt werden. Bald wirst du alles vergessen haben, und bald werden auch dich alle vergessen haben. Bedenke, dass du bald niemand und nirgends sein wirst.‹ Und auch der hier: ›Und ebenso schnell fließt die Erinnerung an alles dahin ins Grab des ewigen Zeitlaufes.‹«

Ich legte das Buch zur Seite. »Hat einer dieser Gedanken ins Schwarze getroffen?«

»Was ist mit dem, der mit *Denn alles ist vergänglich* beginnt?«

Ich schlug das Buch wieder auf und las abermals:

»›Denn alles ist vergänglich. Alles dauert *einen* Tag – die da rühmen und die da gerühmt werden. Bald wirst du alles vergessen haben, und bald werden auch dich alle vergessen haben. Bedenke, dass du bald niemand und nirgends sein wirst.‹«

»Ich weiß nicht genau, warum, aber bei diesem Text rieselte es mir gerade kalt über den Rücken«, sagte Jarod.

BINGO! Ich war glücklich. Genau das hatte ich mir erhofft. Vielleicht war diese Intervention schließlich doch genau richtig gewesen. »Jarod, vergessen Sie erst einmal alles andere, und konzentrieren Sie sich auf dieses Kribbeln. Geben Sie ihm eine Stimme.«

Jarod schloss die Augen und schien tief in Gedanken versunken. Als er nach ein paar Augenblicken noch immer nichts sagte, bohrte ich nach: »Reflektieren Sie über diesen Gedanken: ›Denn alles ist vergänglich. Alles dauert *einen* Tag – die da rühmen und die da gerühmt werden.‹«

Noch immer mit geschlossenen Augen antwortete Jarod langsam: »Im Augenblick habe ich eine glasklare Erinnerung an meinen ersten Kontakt mit Marc Aurel … Es war im zweiten Studienjahr am Dartmouth College in der Vorlesung von Professor Jonathan Hall. Er wollte wissen, was ich von Buch 1 der *Selbstbetrachtungen* hielt, und ich stellte ihm eine Frage, die ihn überraschte, aber auch interessierte. Ich fragte: ›Welches Auditorium hatte Marc Aurel eigentlich im Sinn?‹ Es heißt, er hätte niemals die Absicht gehabt, anderen seine Worte zugänglich zu machen, und dass sie Gedanken ausdrückten, die er schon kannte. *Für wen genau schrieb er also?* Ich weiß noch, dass meine Frage eine lange, interessante Diskussion unter den Studenten anstieß.«

Wie ärgerlich. Wie ausgesprochen ärgerlich. Wie typisch

für Jarod, mich in eine Diskussion verwickeln zu wollen, die zwar interessant war, aber vom Thema ablenkte. Er versuchte noch immer, das Bild, das ich von ihm hatte, aufzupolieren. Aber während meiner einjährigen Arbeit mit ihm hatte ich gelernt, dass es am besten war, in solchen Fällen nicht mit ihm zu diskutieren, sondern seine Frage vielmehr direkt anzusprechen und ihn dann sanft wieder zum Thema zurückzuführen.

»Soweit ich weiß, vertritt die Wissenschaft die Auffassung, dass Marc Aurel diese Gedanken hauptsächlich als tägliche Übung wiederholte, um seinen Entschluss zu stützen und sich zu mahnen, ein gutes Leben zu führen.«

Jarod nickte. Seine Körpersprache drückte Zufriedenheit aus, und ich fuhr fort: »Aber kommen wir noch einmal auf diese speziellen Passagen zu sprechen, die ich zitiert habe. Sie sagten, dass Sie von einer Passage berührt waren, die so beginnt: ›Denn alles ist vergänglich.‹«

»Sagte ich, dass ich berührt war? Vielleicht stimmt das sogar, aber aus irgendeinem Grund lässt sie mich jetzt kalt. Ehrlich gesagt, wüsste ich im Moment nicht, *was genau* sie mit mir zu tun haben sollte.«

»Vielleicht kann ich Ihnen helfen, wenn ich Ihnen den Kontext in Erinnerung rufe. Also: Vor ungefähr einer Viertelstunde, als Sie mir erklärten, wie wichtig es für Sie sei, dass ich ein bestimmtes Bild von Ihnen habe, kam mir in den Sinn, dass bestimmte Aussagen von Marc Aurel aufschlussreich für Sie sein könnten.«

»Aber inwiefern?«

Wie ärgerlich! Jarod war heute irgendwie schwer von Begriff – normalerweise hatte er eine so schnelle Auffassungsgabe. Ich überlegte, ob ich seinen Widerstand ansprechen sollte, entschied mich aber dagegen: Ohne Zweifel hatte er dann einen geschickten Gegenbeweis auf Lager, was uns noch mehr bremsen würde. Ich machte unverdrossen weiter. »Sie legen großen

Wert auf das Bild, das ich von Ihnen habe. Deshalb möchte ich diesen Gedanken noch einmal aufgreifen: ›Alles dauert *einen* Tag – die da rühmen und die da gerühmt werden.‹«

Jarod schüttelte den Kopf. »Ich weiß, dass Sie mir helfen wollen, aber diese erhabenen Äußerungen gehen so sehr am Thema vorbei, finde ich. Und sie sind so trostlos und nihilistisch. Ja, *natürlich* sind wir nichts anderes als Geschöpfe eines Augenblicks und damit vergänglich. *Natürlich* geht alles in einem Augenblick vorüber. *Natürlich* verschwinden wir, ohne eine Spur zu hinterlassen. Das ist alles ziemlich offensichtlich. Wer kann das schon abstreiten? Aber wo, bitte, liegt hier die Hilfe?«

»Versuchen Sie es doch einmal so, Jarod: Behalten Sie die folgenden Worte im Kopf: ›Bald werden auch dich alle vergessen haben‹, und vergleichen Sie diese mit der enormen Bedeutung, die Sie dem Fortdauern Ihres Bildes in meinem Kopf beimessen, meinem sehr sterblichen, dahinschwindenden einundachtzigjährigen Kopf.«

»Aber Irv, bei allem Respekt, Sie bieten kein schlüssiges Argument …«

Ich sah, wie Jarods Augen in Erwartung einer intellektuellen Debatte funkelten. Er war in seinem Element, als er fortfuhr: »Sehen Sie, ich will mich nicht mit Ihnen streiten: Ich akzeptiere, dass alles vergänglich ist. Ich erhebe nicht den Anspruch, etwas Besonderes zu sein oder gar unsterblich. Ich weiß genauso wie Marc Aurel, dass Äonen bis zu meiner Existenz vergangen sind und dass Äonen vergehen werden, nachdem ich längst zu existieren aufgehört habe. Aber was hat das auch nur im Entferntesten mit meinem Wunsch zu tun, dass jemand, den ich respektiere, mit anderen Worten, Sie, in meiner kurzen Zeit unter der Sonne Gutes von mir denkt?«

Mist! Was für ein Schnitzer, es damit versucht zu haben. Ich hörte die Minuten förmlich ticken. Diese Diskussion nahm die ganze Sitzung in Anspruch, und ich fühlte mich gezwungen, wenigstens noch etwas von unserer gemeinsamen Stunde zu retten. Wenn sich meine Studenten in einer Sitzung vergaloppiert haben, empfehle ich ihnen immer, auf ein Mittel zurückzugreifen, auf das stets Verlass ist und das ich den »Prozess-Check« nenne: Man unterbricht die Aktion und exploriert die Beziehung Therapeut–Patient. Und nun befolgte ich meinen eigenen Rat.

»Jarod, können wir einen Augenblick unterbrechen und unser Augenmerk auf das richten, was zwischen Ihnen und mir passiert? Wie sehen Sie unsere letzte Viertelstunde?«

»Ich finde, wir schlagen uns großartig. Das ist die interessanteste Sitzung, die wir seit Langem hatten.«

»Sie und ich haben Spaß an intellektuellen Debatten, aber ich bezweifle ernsthaft, ob ich Ihnen heute eine große Hilfe bin. Ich hatte gehofft, dass einige dieser Selbstbetrachtungen Aufschluss über die Wichtigkeit Ihres Wunsches geben könnten, dass ich ein positives Bild von Ihnen habe, aber jetzt stimme ich Ihnen zu, dass das eine etwas verrückte Idee war. Ich schlage vor, dass wir das einfach fallen lassen und die wenige noch verbleibende Zeit nutzen, um Ihre momentane Krise mit Marie und Alicia anzusprechen.«

»Ich finde nicht, dass es verrückt war. Ich glaube, Sie haben den Nagel auf den Kopf getroffen. Ich bin nur im Moment einfach so durch den Wind, dass ich keinen klaren Gedanken fassen kann.«

»Trotzdem würde ich gern darauf zurückkommen, wie die Dinge zwischen Marie und Ihnen jetzt stehen.«

»Ich weiß nicht, *was* Marie machen wird. Das alles ist ja erst heute Vormittag passiert, und gleich nach der Sitzung musste sie zu einer Labor-Besprechung. Wenigstens sagte sie das. Manchmal glaube ich, dass sie irgendwelche Ausreden erfindet, nur um nicht reden zu müssen.«

»Aber sagen Sie mir: Was *wollen Sie* denn, wie es mit Ihnen beiden weitergeht?«

»Ich glaube nicht, dass diese Entscheidung bei mir liegt. Nach dem, was gerade passiert ist, ist *sie* im Augenblick am Zug.«

»Vielleicht *wollen* Sie ja gar nicht am Zug sein. Dazu habe ich ein Gedankenexperiment für Sie: Gesetzt den Fall, *Sie* wären am Zug: Was *wollen Sie*, dass passiert?«

»Das ist es ja gerade. Ich weiß es nicht.«

Jarod schüttelte langsam den Kopf, und die letzten Minuten der Sitzung vergingen in Schweigen.

Als wir zum Ende kamen, bemerkte ich: »Ich möchte diese letzten paar Augenblicke noch einmal hervorheben. Behalten Sie sie im Gedächtnis. Meine Frage an Sie lautet: *Was bedeutet es, dass Sie nicht wissen, was Sie für sich selbst wollen?* Mit dieser Frage wollen wir die nächste Sitzung beginnen. Und, Jarod, ich gebe Ihnen einen weiteren Gedanken zum Nachdenken für diese Woche mit auf den Weg: Ich ahne, dass es eine Verbindung gibt, vielleicht sogar eine mächtige Verbindung zwischen der Tatsache, dass Sie nicht wissen, was Sie wollen, und Ihrer starken Sehnsucht danach, dass Ihr Bild in meinem Kopf haften bleibt.«

Als Jarod aufstand und sich zum Gehen anschickte, fügte ich noch hinzu: »Bei Ihnen ist im Augenblick eine Menge los, Jarod, und ich bin mir nicht sicher, ob ich Ihnen heute eine Hilfe war. Wenn Sie unter Druck stehen, rufen Sie mich an. Wir finden bestimmt einen zusätzlichen Termin in dieser Woche.«

Ich war nicht zufrieden mit mir. In gewissem Sinn war Jarods Verwirrung verständlich. Er kam in einer Extremsituation zu mir, und ich reagierte professorenhaft und selbstgefällig und las ihm obskure Passagen eines Philosophen aus dem zweiten Jahrhundert vor. Welch amateurhafter Fehler! Was hatte ich erwartet? Dass er allein vom Lesen der Gedanken Marc Aurels augenblicklich und auf wunderbare Weise einsichtig wäre und sich ändern würde? Dass er sofort erkannte, dass das, worauf es ankam, das *eigene* Bild von sich war, seine *eigene Selbstliebe*, und nicht das Bild, das *ich* von ihm hatte? Was hatte ich mir dabei gedacht? Ich schämte mich vor mir selbst und war sicher, dass er meine Praxis weitaus verwirrter verließ, als er sie betreten hatte.

***

Ich hatte noch eineinhalb Stunden Zeit bis zu meinem Termin mit Andrew und schob meine Gedanken an Jarod erst einmal zur Seite, um noch so viel wie möglich im Marc Aurel zu lesen, bevor Andrew erschien. Je länger ich las, umso unbehaglicher fühlte ich mich, da ich noch immer keine einzige Passage gefunden hatte, in der Marc Aurel seiner Verstimmung über die ihm auferlegten Pflichten und seiner Sehnsucht nach einem anderen Leben, einem Leben als Philosoph, Ausdruck verlieh. Aber just aus diesem Grund hatte ich Andrew vorgeschlagen, die *Selbstbetrachtungen* zu lesen, denn er und Marc Aurel steckten im selben Dilemma: Sie waren gefangen in einem Beruf, den sie nicht wollten. Allmählich graute mir vor unserem Termin: Ein weiteres Marc-Aurel-Fiasko drohte. Meine einzige Hoffnung war, dass Andrew zu beschäftigt gewesen war, um meinen Vorschlag ernst zu nehmen, und dass er nicht mehr an Marc Aurel gedacht hatte.

Aber es sollte nicht so sein. Als Andrew beschwingt mein Sprechzimmer betrat, entdeckte ich den mit Lesezeichen gespickten Marc Aurel in seiner Hand, und mir wurde flau im Magen. Nachdem Andrew Platz genommen hatte, machte ich mich auf etwas gefasst.

Er kam sofort zur Sache: »Also, Irv, dieses Buch …« Er

wedelte mit den *Selbstbetrachtungen* vor meiner Nase herum. »... hat mein Leben verändert. Danke, danke, danke. Ich kann Ihnen gar nicht sagen, wie dankbar ich Ihnen dafür bin.

Vielleicht erzähle ich Ihnen einfach, was seit unserer letzten Sitzung passiert ist. Nachdem ich Ihre Praxis verlassen hatte, ging ich unten an der Straße in den City Lights Bookstore und holte mir die *Selbstbetrachtungen.* Am darauffolgenden Morgen flog ich nach New York, wo ich bei einer großen Kette von Ferienanlagen die Werbetrommel für unsere Firma rührte. Am Abend lieferte ich eine aus meiner Sicht hervorragende Präsentation ab. Am nächsten Morgen – ich wollte gerade den Heimflug antreten – bekam ich eine E-Mail von unserem neuen, jungen CEO auf mein Handy, der sich meinen Vortrag ebenfalls angehört hatte. Er machte mich auf ein paar zusätzliche, wichtige Punkte aufmerksam, die ich in meiner Präsentation noch hätte erwähnen können. Daraufhin rastete ich komplett aus und mailte ihm kurz vor dem Abheben eine geharnischte Antwort. Ich schrieb, dass er keine Ahnung habe, wovon er rede, und dass er sich sehr gern einen anderen suchen könne, der meine Arbeit besser mache als ich. Wutschnaubend setzte ich mich auf meinen Platz, beruhigte mich allmählich und las dann während des ganzen Fluges in diesem Buch. Fünfeinhalb Stunden später stieg ich als ein anderer aus dem Flieger. Dann nahm ich mir nochmals die E-Mail vom CEO vor und verstand sie auf einmal ganz anders: Eigentlich war es eine positive Nachricht mit ein paar höflichen, gut durchdachten Vorschlägen für meinen nächsten Vortrag. Ich rief den CEO an, entschuldigte mich, dankte ihm für seine Anregungen, und jetzt haben wir eine neue, großartige Beziehung.«

»Eine ganz wunderbare Geschichte, Andrew. Kommen wir aber zu Marc Aurel zurück. Wie kommt es, dass dieses Werk so viel bewirkt hat?«

Andrew blätterte ein paar Minuten in dem Buch, das über

weite Passagen angestrichen war, und sagte dann: »Das Buch als solches ist pures Gold, aber der Abschnitt, der mich besonders gepackt hat, ist im 4. Buch zu finden. Ich lese es Ihnen vor: ›Lass den Wahn schwinden, dann ist auch das *Wehe mir!* geschwunden. Mit dem *Wehe mir!* aber auch das Wehe.‹«

»Hm, an diese Aussage erinnere ich mich nicht. Können Sie sie mir zuliebe noch einmal vorlesen und mir sagen, inwiefern sie von Nutzen für Sie war?«

»Er schreibt: ›Lass den Wahn schwinden, dann ist auch das *Wehe mir!* geschwunden. Mit dem *Wehe mir!* aber auch das Wehe.‹ Das ist ein Kerngedanke der Stoiker. Ich habe den Text genau studiert, und Marc Aurel trifft diese Aussage mehrmals, aber immer anders formuliert. Zum Beispiel schreibt er im 12. Buch: ›Mache dich nur vom Wahne los, und du bist gerettet! Hindert dich denn aber jemand, das zu tun?‹ Oder nur ein paar Zeilen weiter gibt es eine Aussage, die ich richtig gut finde: ›Alles ist Meinung, und diese hängt von dir ab. Räume denn, wenn du willst, die Meinung aus dem Weg, und du wirst gleich dem Seefahrer, der das steile Vorgebirge umschifft hat, in der Windesstille auf lächelnder See in die sichere Bucht einfahren.‹

Also«, fuhr Andrew fort, »was ich daraus lerne, ist, dass es nur die eigenen Wahrnehmungen sind, die einem Leid zufügen können. Wenn du deine Wahrnehmungen änderst, beseitigst du das Leid. Nichts Äußerliches kann dir wirklich Leid zufügen, denn alles hängt letztendlich von sich selbst ab. Der einzige Weg, auf einen Feind zu reagieren, ist, nicht wie er zu sein. Vielleicht ist das alles simpel, aber für mich ist es eine weltbewegende Erkenntnis! Ich will Ihnen ein Beispiel geben: Gestern war meine Frau extrem gestresst und hat mich pausenlos genervt, dass ich ein Buch verlegt hätte, das sie brauchte. Ich war kurz davor zu explodieren, aber dann erinnerte ich mich an die Worte von Marc Aurel: ›Lass den Wahn schwinden, dann ist auch das *Wehe mir!* geschwunden.‹ Ich dachte daran, unter welchem Stress meine Frau steht – auf ihrer Arbeit kriselt es, ihr Vater liegt im Sterben, mit unseren Kindern gibt es Reibereien –, und auf einmal war das Leid, war der Wahn verschwunden, und ich empfand reines Mitgefühl für meine Frau und segelte in der ›Windesstille‹ auf ›lächelnder See.‹«

Ach, wie schön war es, mit Andrew zusammen zu sein! Während er selbst etwas lernte, lehrte er auch mich etwas. Was für ein Kontrast zu dieser irritierenden Stunde mit Jarod. Während Andrew sprach, lehnte ich mich zurück und schwelgte in seinen und in den Worten Marc Aurels.

»Ich will Ihnen noch etwas sagen, was ich gelernt habe«, fuhr Andrew fort. »In der Vergangenheit habe ich viel Philosophisches gelesen, aber jetzt stelle ich fest, dass ich es immer aus den falschen Gründen getan habe. Ich habe aus Eitelkeit gelesen. Ich habe gelesen, um vor anderen Leuten mit meinem Wissen zu glänzen. Das hier …«, Andrew hielt die *Selbstbetrachtungen* hoch, »… ist die erste authentische Erfahrung, die ich je mit der Philosophie gemacht habe, meine erste Erkenntnis, dass diese weisen alten Knilche wirklich etwas Wichtiges zum Leben zu sagen hatten, zu *meinem* Leben in diesem Augenblick.«

Ich beendete die Sitzung voller Demut und Ehrfurcht. Dieses flüchtige »Aha«-Erlebnis, dem ich mich in meiner Stunde mit Jarod so vergeblich an die Fersen geheftet hatte, fand ich, *mirabile dictu*, mühelos bei meiner Arbeit mit Andrew.

***

In dieser Woche hörte ich nichts mehr von Jarod, und ich wusste nicht recht, was mich in unserer nächsten Sitzung erwartete. Er erschien genau zur verabredeten Zeit, begrüßte mich und begann sofort: »Ich muss Ihnen so viel erzählen. Ich hätte Sie ein paarmal fast angerufen, habe es dann aber doch allein hingekriegt. Letzte Woche ist jede Menge passiert. Marie ist ausgezogen. Sie hat eine kurze, knappe Nachricht hinterlassen: ›Ich brauche Zeit, um meinen Weg zu finden, und bin bei meiner Schwester.‹ Wissen Sie noch, dass Sie mich letztes Mal gefragt haben, wie es mir ginge, falls sie sich entscheidet, sich von mir zu trennen? Also, dieses Experiment hat jetzt stattgefunden, und ich kann Ihnen sagen, dass ich mich weder von der Leine gelassen noch befreit fühle.«

»Und wie fühlen Sie sich dann?«

»Hauptsächlich traurig. Traurig um uns beide. Und ruhelos und aufgewühlt. Nachdem ich Maries Notiz gelesen hatte, wusste ich nicht, was ich machen sollte. Ich wusste nur, dass ich aus unserer Wohnung musste. Dort gab es einfach zu viel Marie. Also fragte ich einen Freund, ob ich in sein kleines Häuschen nach Muir Beach könnte, packte etwas für die Nacht und verbrachte dort ein verlängertes Wochenende mit Ihrem Marc.«

»Mit *meinem* Marc? Das ist ja eine Überraschung! Und? Wie ist das Wochenende verlaufen?«

»Gut. Vielleicht sogar *sehr* gut. Tut mir leid wegen letzter Woche. Tut mir leid, dass ich so unkooperativ und zugeknöpft war.«

»Sie standen letzte Woche unter Schock, und, na ja, um es vorsichtig auszudrücken, hätte mein Timing auch besser sein können. Sie sagen also, dass das Wochenende ›vielleicht sogar *sehr* gut‹ war?«

»Aus heutiger Sicht sogar noch besser. Als ich dort war, empfand ich es als furchtbar trist. So ganz allein zu sein war für mich sehr ungewöhnlich. Ich glaube nicht, dass ich überhaupt schon einmal so lange allein war und gar nichts gemacht habe, außer nonstop über mich nachzudenken.«

»Erzählen Sie mir davon.«

»Ich glaube, ich war auf der Suche nach einem auf das absolute Minimum beschränkten Retreat, ungefähr wie Thoreau in *Walden* – obwohl ich irgendwo gelesen habe, dass Thoreaus Mutter ihm für seine Retreats Lunchpakete mitgegeben und sich währenddessen um seine schmutzige Wäsche gekümmert hat. Aber ich wollte ein echtes Retreat und brachte deshalb das ultimative Opfer. Ich bin quasi nackt hingegangen – ohne Handy und ohne Computer. Bevor ich losging, habe ich mir die *Selbstbetrachtungen* heruntergeladen und ausgedruckt. Und ich habe dafür gesorgt, dass meine Partner alle Anrufe meiner Patienten entgegennehmen – obwohl es, wie Sie wahrscheinlich wissen, bei Dermatologen nur selten Notfälle gibt. Das war übrigens einer meiner Gründe gewesen, warum ich diese Fachrichtung gewählt habe. Ohne Internet kam ich mir komisch vor. Ich meine, wenn ich wissen wollte, wie das Wetter wird, musste ich den Kopf aus dem Fenster stecken. Kurz gesagt, drei Tage ohne Struktur, bis auf die Tatsache, dass ich die *Selbstbetrachtungen* aufmerksam gelesen habe. Und, o ja, ich hatte noch etwas anderes zu tun: über Ihre Hausaufgabe nachzudenken, das Gedankenexperiment. Sie wollten ja, dass ich über den Zusammenhang nachdenke, dass ich einerseits nicht weiß, was ich will, und andererseits unbedingt will, dass mein Bild in Ihrem Kopf haften bleibt. Damit habe ich ein gutes Stück meiner Zeit zugebracht.«

Ach ja, das Gedankenexperiment. Das hatte ich ganz vergessen, wollte es ihm gegenüber aber nicht zugeben. »Und wie weit sind Ihre Überlegungen gediehen?«

»Ich glaube, ich habe eine Lösung gefunden. Ich bin ziemlich sicher, dass Sie damit sagen wollten, dass ich kein Selbst habe, *dass ich mich selbst in Ihnen suche*, dass meine innere Leere es mir unmöglich macht, meine Bedürfnisse und Wünsche zu erkennen, dass ich deshalb keine Entscheidung in Sachen

Marie traf oder treffen konnte und sie praktisch zu einer Entscheidung gezwungen habe – und dass *das der Grund ist,* weshalb ich wenigstens in Ihrem Kopf noch irgendwie existieren wollte.«

Ich war verblüfft. Sprachlos. Einige Augenblicke lang schaute ich Jarod nur an. Kannte ich diesen Mann? War das wirklich *der* Jarod, den ich seit einem Jahr behandelte? Seine Bemerkungen waren bei Weitem die scharfsinnigsten und aufrichtigsten Gedanken über sich selbst, die ich jemals von ihm gehört hatte. Wie sollte ich darauf reagieren? Wie immer, wenn ich nicht weiß, was ich sagen soll, hielt ich mich an die Wahrheit.

»Dieses Gedankenexperiment war eigentlich noch in Arbeit, Jarod. Ich habe nicht viel Zeit dafür aufgebracht, um es zu formulieren, und hatte auch keine bestimmte Antwort im Kopf. Es fiel mir einfach ein, als wir mit unserer Sitzung zu Ende waren, und ich packte die Gelegenheit beim Schopf und erzählte Ihnen davon. Mein Bauchgefühl sagte mir, dass Sie so vielleicht in die richtige Richtung finden könnten, und anscheinend hat sich das bestätigt. Aber darf ich Sie etwas fragen? Mich beschäftigt, dass Sie davon sprachen, Sie glaubten, *ich* meinte etwas, *ich* dachte etwas. Können Sie das auch anders ausdrücken? Was glauben *Sie*?«

Jarod lächelte. »Nun, es ist unmöglich, darauf zu antworten, finden Sie nicht? Denn wenn ich kein Selbst habe, wer oder was ist dann die Entität, die ihre eigene Nichtexistenz postuliert?«

Ups, da war er wieder, der alte Jarod, der mit seiner Unbeholfenheit und seinen Widersprüchen kokettierte. Aber darauf biss ich nicht an, keine Sekunde lang. »Ich kann mich nicht erinnern, dass Sie je über dieses Gefühl der Leere gesprochen haben. Das hört sich wichtig an, und wir sollten uns die Zeit nehmen, es zu erforschen Ich bin beeindruckt, welchen Einfluss dieses Wochenende auf Sie hatte. Ich habe den Eindruck, dass Sie viel offener sind, sich viel bereitwilliger hinterfragen. Sagen Sie, was bei Marc Aurel hat diesen Wandel herbeigeführt?«

»Ich *wusste* es! Ich *wusste*, dass Sie das fragen würden. Dieselbe Frage habe ich mir auch gestellt.« Jarod schlug seine Mappe auf, in der die ausgedruckten Blätter der *Selbstbetrachtungen* lagen, und nahm ein handgeschriebenes Blatt heraus. »Kurz bevor ich heute zu Ihnen kam, habe ich noch schnell ein paar Passagen zusammengeschrieben, bei denen es mir kalt über den Rücken lief. Ich lese sie Ihnen kurz vor. Sie sind allerdings nicht sortiert.

»›Ich habe mich stets gewundert, warum jeder sich selbst am meisten liebt, aber der Anderen Meinung über sich selbst höher schätzt als die eigene.‹

»›Verachtet mich jemand? Das ist seine Sache! Ich will nur nicht ein Mensch sein, der Verachtung verdient.‹

»›Erachte nie etwas als vorteilhaft für dich, was dich einmal nötigen könnte, dein Wort zu brechen.‹«

»Ich mag diese Passagen sehr, Jarod. Und sie sprechen genau das Thema an, um das es hier geht – dass das Zentrum des Selbstwerts und der Selbstkritik eines Menschen in ihm selbst liegen soll und nicht im Kopf eines anderen –, also nicht in dem Bild, das ich von Ihnen habe.«

»Ja, allmählich verstehe ich, worum es geht. Hier ist noch eine Passage mit einer ähnlichen Botschaft:

›Wenn mir jemand zeigen und beweisen kann, dass meine Ansicht oder meine Handlungen nicht richtig sind, so will ich sie mit Freuden ändern. Suche ich ja nur die Wahrheit, sie, die niemandem Schaden zufügt. Wohl aber nimmt derjenige Schaden, der auf seinem Irrtum und seiner Unwissenheit beharrt.‹«

Jarod hob den Blick. »Hört sich an, als hätte er das nur für mich geschrieben. Hier ist noch ein letztes. Soll ich es noch vorlesen?«

Ich nickte. Ich mag es, wenn mir jemand vorliest, ganz besonders, wenn die Worte von Weisheit erfüllt sind.

»›Wie man beim Falernerwein denken solle: das ist nur der ausgedrückte Saft einer Traube, oder beim Purpur: er ist nichts als Schafswolle, in das Blut einer Schnecke getaucht, ... weil solche Vorstellungen den Gegenständen wirklich ganz entsprechen und ihr Wesen durchdringen, so daß man recht eigentlich sieht, was an ihnen ist, ebenso nun muß man's im Leben machen, und wenn einem Dinge in noch so beifallswürdiger Gestalt vorgespiegelt werden, sie entlarven ...‹«

Eine Wucht, diese Passage! Auch mir rieselte es kalt über den Rücken. Und während er vorlas, dachte ich, dass diese Sitzung ein Spiegelbild unserer letzten Sitzung war: Diesmal war er der Leser und ich der Zuhörer.

»Ich glaube, ich weiß schon, was Sie als Nächstes fragen werden«, sagte Jarod.

»Und was?«

»Ich soll spezifischer sein, ich soll Ihnen genau erzählen, inwiefern diese Texte eine Änderung herbeigeführt haben.«

»Sie haben vollkommen Recht. Heute sind Sie wirklich unschlagbar. Wollen Sie einen Versuch wagen?«

»Die Frage scheint so logisch zu sein, aber ich kann Ihnen nicht wirklich eine Antwort darauf geben. So hat es einfach nicht funktioniert – es ist ja nicht so, dass ich einen weisen Spruch gelesen und mich daraufhin plötzlich geändert habe.«

Oje, es ging schon wieder los. Wie üblich war bei Jarod nichts einfach. Ich sehnte mich nach Andrew, der sofort auf den Abschnitt und den Gedanken zeigte, der alles für ihn verändert hatte, ohne dass ich ihn eigens dazu auffordern musste. Warum ist Jarod so schwierig? Warum kann Jarod sich *nicht ein einziges Mal* so verhalten wie Andrew?

»Wie meinen Sie das, Jarod? So hat es nicht funktioniert?«

»Ich habe Passagen aufgeschrieben, die Gänsehautfeeling

hatten – Passagen, die mich aufgerüttelt haben. Aber ich kann einfach nicht behaupten, dass es *genau diese Worte, genau diese Gedanken* waren, die mich verändert haben. So hat es nicht funktioniert. Es war keine einzelne Erkenntnis. Es ist globaler. Es war der Prozess insgesamt.«

»Der Prozess insgesamt?«

»Wie soll ich sagen? Hören Sie zu, ich bin schwer beeindruckt davon, wie dieser Mann sich tagtäglich selbst hinterfragt. *Jeden* einzelnen Morgen nahm er sich ernster, als ich mich an *irgendeinem* Morgen meines Lebens ernst genommen habe. Ich habe ihn als Vorbild verinnerlicht, wie man leben soll. Vergangene Woche habe ich die Frage aufgeworfen: ›Für wen hat er geschrieben?‹ Jetzt verstehe ich. Es ist offensichtlich, dass seine *Selbstbetrachtungen* Botschaften an sein alltägliches Selbst sind, Botschaften von diesem tief in ihm steckenden Teil seines Selbst, das sich einem sinnvollen Leben verschrieben hat. Ich glaube, dass es das war, was Sie implizierten. Nun, und jetzt will *ich* das auch können. Ich bewundere ihn unglaublich. Was kann ich sonst noch sagen? Also, dieses Buch, diese *Selbstbetrachtungen,* zeigen mir, zeigen mir deutlich, wie sehr am Arsch ich wirklich bin. Seine Meditationen haben mich zu der Einsicht gebracht, dass mein ganzes Leben falsch ist. Ich bin entschlossen, mich zu ändern. Ich werde mich noch in dieser Woche mit Marie und Alicia aussprechen und ihnen die Wahrheit sagen, dass ich mit keiner von beiden zu einer festen Bindung in der Lage bin und dass ich ziemlich an mir arbeiten muss. Ich stelle sogar mein Berufsleben auf den Prüfstand. Ich liebe meine Arbeit nicht, und wie ich Ihnen schon einmal sagte, glaube ich, dass ich mich deshalb entschieden habe, mich auf die Dermatologie zu spezialisieren, weil es ein einfacheres Leben ist. Ich will das Fachgebiet nicht schlechtmachen – ich will damit nur sagen, dass ich auf die Gründe für meine Entscheidung nicht stolz bin.«

Jarod schwieg, und eine Weile kehrte Stille zwischen uns ein.

Aber ich wollte mehr wissen. Obwohl ich seit fünfzig Jahren Patienten behandle, brenne ich noch immer darauf, Antworten auf die Frage zu bekommen, was wirklich hilft.

»Jarod, ich verstehe, wie der Prozess insgesamt Sie beeinflusst hat, und ich werde alles daransetzen, um diesen Prozess auch in Zukunft zu unterstützen. Unabhängig davon glaube ich noch immer, dass sich eine Überlegung darüber lohnen könnte, welche dieser spezifischen Meditationen etwas bei Ihnen angestoßen haben. Darf ich mir die Passagen kurz ansehen, die Sie mir gerade vorgelesen haben?«

Jarod zögerte einen Augenblick und gab mir dann die Liste.

Ich spürte sein Zögern, beschloss aber, nicht darauf einzugehen. Ich wusste, was das bedeutete: *Ich war nicht im Einklang mit ihm.* Mein Wissensdurst hat insofern etwas Gutes, als dass er mein Interesse an meinen Patienten anstachelt, aber manchmal, wie in diesem Moment, kann es auch schlecht sein, da ich mich nicht damit zufriedengeben kann, während der Stunde einfach nur präsent zu sein.

Nachdem ich die Liste überflogen hatte, sagte ich: »Mich beschäftigt, dass mehrere der Meditationen, die Sie gewählt haben, sich mit dem Thema Rechtschaffenheit und Integrität befassen. Sie weisen darauf hin, dass einem nur durch die eigene Unzulänglichkeit Schaden zugefügt werden kann.«

»Ja, im ganzen Text wiederholt Marc Aurel immer wieder, dass Rechtschaffenheit das einzige Gute ist und Lasterhaftigkeit das einzige Schlechte. Immer wieder vertritt er den Standpunkt, dass dir selbst, also deinem innersten Selbst, kein Schaden zugefügt werden kann, wenn du deine Rechtschaffenheit behältst.«

»Anders gesagt zeigt er einem also den Weg, ein positives Bild von sich selbst zu schaffen.«

»Ja, genau. Diese Botschaft ist klar und deutlich bei mir angekommen: Wenn ich rechtschaffen und wahrheitsgetreu bin, sowohl mir selbst als auch anderen gegenüber, erfüllt mich das mit Stolz.«

»Und wenn das der Fall ist, wird es Ihnen nicht so sehr darauf ankommen, welches Bild ich mir von Ihnen mache. Karen Horney, eine meiner Lieblingspsychiaterinnen, schrieb einmal, dass man, wenn man rechtschaffen sein will, rechtschaffene Dinge tun muss. Das ist ein einfaches und ehrenwertes Konzept, direkt aus der Feder von Marc Aurel und Aristoteles vor ihm.«

»Richtig. Keine Täuschung mehr. Weder hier bei Ihnen noch irgendwo anders.«

»Dann fangen wir gleich an. Wir haben noch ein paar Minuten. Die möchte ich benutzen, um nach den Gefühlen zu fragen, die Sie heute im Zusammenhang mit mir hatten.«

»Fast nur positive. Ich weiß, dass Sie auf meiner Seite sind und Ihr Bestes für mich geben. Der einzige Augenblick, der mich ein bisschen genervt hat, war, als Sie unbedingt von mir wissen wollten, welche Worte von Marc Aurel mir wirklich geholfen haben. Ich hatte das Gefühl, Sie wollten von mir, dass ich meine Erfahrung verbiege, nur um Ihre Neugier zu befriedigen oder Ihre Vermutungen zu erhärten oder vielleicht meinen Heilungsprozess irgendwie zu kategorisieren.«

»Gut auf den Punkt gebracht, Jarod. Sehr gut auf den Punkt gebracht. Das ist eine gute Beobachtung und etwas, woran ich arbeiten muss.«

***

Vor meinem nächsten Patienten hatte ich reichlich Zeit, um über Jarod und Andrew und das außergewöhnliche Drama nachzudenken, das ich miterlebt hatte. Wieder einmal erfüllte mich die unendliche Komplexität des menschlichen Geistes mit Demut, und ich verzweifelte an den geistlosen Versuchen meines Fachgebietes, zu vereinfachen, zu kodifizieren und Anleitungen dafür zu generieren, wie Patienten auf irgendeine vorgefasste, kollektive Weise zu behandeln seien. Und hier hatte ich zwei Patienten, die in ein Meer von Weisheit eines großherzigen Denkers getaucht waren und jeder auf seine eigene Weise einen Nutzen daraus gezogen hatten, auf eine Weise, die weder ich noch irgendein anderer auch nur andeutungsweise hätte voraussagen können.

Ich fragte mich, was dieses Meer wohl für mich bereithielt, der ich auf meinen zweiundachtzigsten Geburtstag zusteuerte, voller Lebensfreude, Leidenschaft und Neugier einerseits, doch andererseits betrübt über den Verlust so vieler Menschen, die ich gekannt und geliebt hatte, trauernd um meine verlorene Jugend, verwirrt über mein morsches Knochengerüst, meine störrischen, knirschenden Gelenke, mein nachlassendes Hör- und Sehvermögen und stets bewusst der sich vertiefenden Dämmerung und der sich unbarmherzig nähernden, finalen Dunkelheit. Ich schlug die *Selbstbetrachtungen* auf, überflog die Seiten und fand die Botschaft, die mir gewidmet war:

»Darum durchlebe deinen Augenblick nach der Natur, und scheide heiteren Sinnes, wie die reife Olive, welche noch im Fallen den Baum segnet, der sie hervorgebracht hat, und dem Aste dankt, der sie getragen!«

NACHWORT

Das Wichtigste, was ich (oder jeder andere Therapeut) einem Patienten geben kann, ist eine authentische, heilsame Beziehung, die es ihm ermöglicht zu gesunden. Wir machen uns etwas vor, wenn wir glauben, dass irgendeine bestimmte Aktion, sei es Interpretation, Suggestion, Relabeling oder Bestärkung *der* Heilfaktor schlechthin ist.

Die Patienten in diesen Geschichten profitierten immer wieder auf eine Art und Weise, die ich unmöglich hätte voraussehen können. Für einen Patienten war es wichtig, dass eine für ihn bedeutsame Person – in diesem Fall ich – ihn als bedeutsam erachtet hatte. Der angeknackste Realitätssinn eines anderen Patienten wurde durch eine entschlossen authentische therapeutische Begegnung zurechtgerückt. Wieder eine andere Patientin begreift, dass das wirkliche Leben im gegenwärtigen Augenblick gelebt wird. Das Leben des nächsten Patienten ändert sich, weil ich ihm eine Haushälterin empfohlen habe. Eine Krankenschwester macht Bekanntschaft mit ihrem besseren Selbst. Eine verstummte Schriftstellerin findet ihre Stimme wieder. Die letzten Tage einer sterbenden Patientin füllen sich mit Sinn, als sie beschließt, ihren Freunden und ihrer Familie als Vorbild für das Sterben zu dienen. Eine Patientin, ebenfalls Therapeutin, erkennt, dass eine Diagnose das Verstehen beeinträchtigen und verzerren kann. Ein Patient findet sich selbst, indem er die Methode eines Denkers aus der Antike anwendet. In jedem einzelnen Fall entwarf ich oder stolperte ich über einen individuellen Ansatz, der in keiner Therapieanleitung zu finden ist. Da wir möglicherweise nie mit Sicherheit wissen werden, *wie* wir geholfen haben, müssen wir Therapeuten lernen, uns mit einem Mysterium zu arrangieren, während wir Patienten auf ihrer Reise zur Selbstfindung begleiten.

Ich schreibe für diejenigen, die ein reges Interesse an der menschlichen Psyche und an persönlichem Wachstum zeigen, für die vielen Leser, die sich mit den zeitlosen, existenziellen Krisen identifizieren, die in diesen Geschichten aufgezeigt werden, und für Menschen, die sich überlegen, eine Therapie zu beginnen oder schon mittendrin sind. Ich hoffe, dass diese Erzählungen über erfolgreiche Therapien jenen Mut zusprechen werden, die ihre eigenen Dämonen bekämpfen.

Auch wünsche ich mir sehr, dass angehende Therapeuten wertvolle Hinweise in diesem Text finden werden. Die zehn Geschichten mögen als Lernhilfen dienen und anschauliche Anleitungen für eine Art von Psychotherapie liefern, wie sie in den heutigen Lehrplänen nicht mehr zu finden ist. Die meisten Ausbildungsprogramme enthalten (oft auf Druck von Akkreditierungsbehörden oder Krankenversicherungen) Anleitungen nur in Form kurzer »evidenzbasierter« Therapien mit hochspezifischen Techniken, die klar umrissene, diagnostische Kategorien wie Depressionen, Essstörungen, Panikattacken, bipolare Störungen, Suchtkrankheiten oder spezifische Phobien ansprechen. Ich habe Sorge, dass dieser aktuelle Ausbildungsschwerpunkt am Ende dazu führen wird, dass der Blick auf die Person als Ganzes verloren geht und dass der humanistische, holistische Ansatz, den ich bei diesen zehn Patienten anwandte, möglicherweise bald ausgestorben sein wird. Obwohl die Forschung über eine effektive Psychotherapie immer und immer wieder zeigt, dass der wichtigste, das Ergebnis bestimmende Faktor die therapeutische Beziehung ist, so stehen der Aufbau, die Bildung und die Entwicklung dieser Beziehung kaum im Mittelpunkt der Ausbildungsprogramme.

Mit diesen Erzählungen hoffe ich zu vermitteln, wie ein Fokus auf das Hier und Jetzt zielführend eingesetzt werden kann. Ich lenke die Aufmerksamkeit stets auf meine Beziehung mit dem Patienten: Ich überprüfe den Prozess, ich erkundige mich während der aktuellen Sitzung wiederholt nach dem Status dieser Beziehung, ich ermutige den Patienten, Fragen zu stellen, ich suche in Träumen nach Aussagen zu dieser unserer Beziehung. Kurz, ich versäume es nie, höchste Priorität auf die Entwicklung einer aufrichtigen, transparenten, heilsamen Bindung zwischen uns zu legen.

Ich hoffe darüber hinaus, dass diese Erzählungen das Bewusstsein jedes Therapeuten für existenzielle Themen schärfen werden. In diesen zehn Erzählungen betrachte ich meine Patienten so, als litten sie unter Beschwerden, die sich einer traditionellen Kategorisierung entziehen. Ein junger Mann versucht, Todesangst mit sexueller Aktivität zu besiegen, ein älterer Mann, der sich mit den Beschränkungen des Alterns herumschlägt, greift nach jugendlicher Spontaneität mit ihrer Verheißung unbegrenzter Horizonte, eine dem Tod geweihte Patientin sucht nach Sinnhaftigkeit, eine Krankenschwester kümmert sich um andere, kann sich selbst aber keinen Trost spenden, eine Frau sehnt sich nach einer besseren Vergangenheit, und ein anderer Patient versucht, seine fehlende Selbstwahrnehmung zu kompensieren, indem er mir seine Signatur ins Gedächtnis brennt.

Weit mehr Patienten als angenommen haben mit existenziellen Themen zu kämpfen. Die Patienten in diesen Erzählungen setzen sich mit der Furcht vor dem Tod, mit dem Verlust geliebter Menschen und dem letztendlichen Verlust ihrer selbst auseinander. Sie beschäftigen sich damit, ein sinnvolles Leben zu führen, sich mit dem Altern und den schwindenden Möglichkeiten zu arrangieren, mit Handlungsoptionen, mit fundamentaler Isolation. Um Hilfe anbieten zu können, brauchen Therapeuten eine ausgeprägte Sensibilität für existenzielle Themen und müssen einen Ansatz finden für das, was wehtut und was getan werden muss, der sich radikal von den Ansätzen unterscheidet, die Kliniker anderer Ausrichtungen anbieten.

ANMERKUNG

Im Interesse der Vertraulichkeit habe ich die Identität jedes einzelnen Patienten stark verschleiert, in Ausnahmefällen Teile der Geschichte anderer Patienten oder hin und wieder erfundene Szenen eingefügt. Ich habe jedem noch lebenden Patienten den endgültigen Entwurf seiner oder ihrer Geschichte vorgelegt und die Zustimmung und die schriftliche Genehmigung zur Veröffentlichung eingeholt. Obwohl Paul (»Heilung auf Umwegen«) und Astrid (»Zeigen Sie Ihren Kindern, dass Sie Klasse haben«) schon lange vorher gestorben sind, habe ich ihre Geschichten und Identitäten bis zur Unkenntlichkeit verändert; ich glaube, sie hätten sich darüber gefreut, dass ihre Erfahrungen verwendet werden, um andere zu unterrichten. Ellie (»Suchen Sie sich Ihre eigene tödliche Krankheit«) starb, während ich noch an ihrer Geschichte schrieb, doch sie war mit meiner Beschreibung des Projekts einverstanden, freute sich, dass ich ihre Äußerungen verwenden wollte, und bestand nur darauf, dass ich ihren richtigen Namen benutzte.

DANK

Mein Sohn, Ben Yalom, Hauptlektor dieses Buches, umschiffte die Tücken, die darin bestehen, den Text eines Vaters zu lektorieren, mit Bravour und war in allen Phasen dieser Arbeit enorm hilfreich. Und meine Frau Marilyn, stets meine strengste Kritikerin, stand mir von Anfang bis Ende hilfreich zur Seite. Meine Literaturagentin, Sandy Dijkstra, war wie immer ein Schatz. Meinen tiefempfundenen Dank auch an meine vielen Freunde und Kollegen, die eine oder mehrere dieser Geschichten lasen und nützliche Anregungen gaben: Svetlana Shtukareva, David Spiegel, Robert Berger, Herb Kotz, Ruthellen Josselson, Hans Steiner, Randy Weingarten und alle Mitglieder der Pegasus-Schreibgruppe.

IRVIN D. YALOM

Die rote Couch. *Roman* • 544 Seiten, Broschur

Die Liebe und ihr Henker und andere Geschichten aus der Psychotherapie. • 384 Seiten, Broschur

Die Reise mit Paula. • 336 Seiten, Broschur

Jeden Tag ein bißchen näher. Eine ungewöhnliche Geschichte. • 352 Seiten, Broschur

Der Panama-Hut oder Was einen guten Therapeuten ausmacht. • 384 Seiten, Broschur

Was Hemingway von Freud hätte lernen können. • 336 Seiten, Broschur

Liebe, Hoffnung, Psychotherapie. • 384 Seiten, Broschur

Im Hier und Jetzt. Richtlinien der Gruppenpsychotherapie. • 416 Seiten, Broschur

Wie man wird, was man ist. • 448 Seiten, Broschur

Und Nietzsche weinte. *Roman* • 448 Seiten, Broschur

In die Sonne schauen. Wie man die Angst vor dem Tod überwindet. • 272 Seiten, Broschur

Ein menschliches Herz. • 96 Seiten, Broschur

Das Spinoza-Problem. *Roman* • 480 Seiten, Broschur

Denn alles ist vergänglich. Geschichten aus der Psychotherapie. • 240 Seiten, Broschur

Wie man wird, was man ist. Memoiren eines Psychotherapeuten. • 448 Seiten, Broschur

Mit Marilyn Yalom: **Unzertrennlich. Über den Tod und das Leben.** • 320 Seiten, Broschur

btb

Dr. Edith Eva Eger
mit Esme Schwall Weigand

Ich bin hier, und alles ist jetzt

Warum wir uns jederzeit
für die Freiheit entscheiden könne

480 Seiten, btb 75696
Aus dem Englischen von Liselotte Prugger

»Wir können uns kein Leben ohne Leid aussuchen. Aber wir können uns aussuchen, dass wir frei sein wollen, dass wir die Vergangenheit hinter uns lassen, egal, was uns zustößt, und dass wir das Mögliche wagen.«

Die außerordentliche Geschichte einer Holocaust-Überlebenden, die als Psychologin und Therapeutin anderen hilft, ihre Traumata zu überwinden.

»Ein wichtigeres Buch für die heutige Zeit kann man sich kaum vorstellen. Egers Buch ist ein Triumph.«
New York Times

btb